本书为国家社会科学基金一般项目“我国失能老人权益保障困境与治理研究”
（批准号：20BRK032）的阶段性研究成果

老年长期照护服务标准化研究

陈珊 著

LAONIAN CHANGQI ZHAOHUFUWU
BIAOZHUNHUA YANJIU

法律出版社
LAW PRESS · CHINA
北京

图书在版编目（CIP）数据

老年长期照护服务标准化研究 / 陈珊著. -- 北京 ：
法律出版社, 2025. -- ISBN 978 - 7 - 5244 - 0289 - 3

Ⅰ. R473.59;D669.6

中国国家版本馆 CIP 数据核字第 2025ED3988 号

老年长期照护服务标准化研究
LAONIAN CHANGQI ZHAOHU FUWU
BIAOZHUNHUA YANJIU

陈　珊 著

策划编辑 许　睿
责任编辑 许　睿
装帧设计 鲍龙卉

出版发行 法律出版社
编辑统筹 司法实务出版分社
责任校对 裴　黎
责任印制 胡晓雅
经　　销 新华书店

开本 710 毫米 × 1000 毫米　1/16
印张 16　　**字数** 243 千
版本 2025 年 5 月第 1 版
印次 2025 年 5 月第 1 次印刷
印刷 北京建宏印刷有限公司

地址：北京市丰台区莲花池西里 7 号（100073）
网址：www.lawpress.com.cn
投稿邮箱：info@lawpress.com.cn
举报盗版邮箱：jbwq@lawpress.com.cn

销售电话：010 - 83938349
客服电话：010 - 83938350
咨询电话：010 - 63939796

书号：ISBN 978 - 7 - 5244 - 0289 - 3　　**定价**：85.00 元

凡购买本社图书，如有印装错误，我社负责退换。电话：010 - 83938349

序

2024年12月30日，中共中央、国务院《关于深化养老服务改革发展的意见》发布，这是我国首次以党中央、国务院名义印发关于养老服务工作的意见。该意见指出，深化养老服务改革发展是实施积极应对人口老龄化国家战略的迫切要求，是保障和改善民生的重要任务。应坚持以习近平新时代中国特色社会主义思想为指导，深入贯彻党的二十大和二十届二中、三中全会精神，强化以失能老人照护为重点的基本养老服务。失能老年人长期照护是失能老人及其家庭的刚需，也是缓解全社会养老服务焦虑的当务之急，是养老服务工作的重中之重。自2016年6月《关于开展长期护理保险制度试点的指导意见》发布以来，长期护理保险制度试点已经覆盖了49个城市、1.8亿人。但因长期照护服务需求评估力度不足，政府主导的老年长期照护服务供给能力有限，导致老年长期照护服务标准化程度较低(特别是护理资源合理规范使用的标准、规范化的长期照护服务标准以及相应的服务评价标准缺失)，制约了国家层面长期护理保险制度框架的形成。

2017年民政部、国家标准化管理委员会共同组织制定的《养老服务标准体系建设指南》，从老年人自理能力、养老服务形式、服务、管理等四个维度，确定了养老服务标准体系，养老服务标准化工作得到高度重视。虽然2021年民政部制定并发布了《养老机构服务标准体系建设指南》，但未对长期照护服务的标准化供给提出明确要求，致使老年长期照护服务的需求评估标准、过程控制标准和绩效评估标准等标准化供给不足。且由于长期照护服务不同于普通养老服务，其针对群体特殊、持续时间长、耗费资源多、医护专业性强，因此其标准化建设面临更大的复杂性和挑战性。在此背景下，老年长期照护服务供求矛盾亟待化解，需进一步结合需求评估与绩效评估，构建老年长期照护服务绩效评估框架及标准化供给体系，并探寻老年长期照护服务标准化供给的动态最优策略，切实增加失能老人长期照护服务的有效供给。

陈珊教授的这部专著紧密契合养老服务管理工作的实践需求，深入回应了当前养老服务领域中的上述现实问题。该书通过基于问卷调查结果的描述性统计分析和深度访谈的质性分析，揭示出了我国老年长期照护服务绩效评估现状及供给问题；科学界定了老年长期照护服务绩效评估及“护养”标准化供给的内涵，厘清了二者之间的关系，并通过构建老年长期照护服务绩效评估框架将科学“指标”演进为“标准”，为老年长期照护服务标准化供给提供了科学依据；检验了老年长期照护服务标准化水平并分析了其影响因素，促进了老年长期照护服务的高效供给；结合需求评估与绩效评估，探寻了老年长期照护服务标准化建设的最优策略，切实增加了失能老人群体长期照护服务的有效供给，着力解决了制约我国老年长期照护服务标准化建设的结构性矛盾、政策性问题、机制性障碍。该书的出版填补了老年长期照护服务领域标准化规范缺失的空白，具有较强的理论价值与实践意义。特别是该书构建了老年长期照护服务绩效管理评价的一、二、三级指标和过程性控制标准体系，具有科学性和较强的应用价值，可为实践领域提供坚实的实务指导和行业规范。在此基础上，该书还探寻了社会共治模式下长期照护服务标准化建设的动态最优策略，也具有可推广性。

陈珊老师对老龄社会法治治理研究的领域已关注多年，尽力钻研，积累心得，最终能够成书示人，是一件值得充分肯定的事。她先后主持了四川省社科规划项目、教育部人文社会科学研究项目和国家社科基金项目，就老龄法治体系构建等理论与实践问题产出了一批有质量的研究成果。我骄傲于有这样的同事，更乐于见到她不断进步！该书为陈珊老师开展老龄社会法治治理研究的新作品，能使人感觉到她扎实的专业基本功、宽广的知识面和严谨的治学态度，也相信读者会对该书的选题、研究视角、观点及其论证产生兴趣。同时期待其今后能有更多关于老龄法治体系构建的优秀研究成果结集出版。

是为序。

张邦铺

2025 年 3 月

目　　录

文献综述

一、基于 Cite Space 的长期照护研究图谱与研究趋势

截至 2023 年底，我国 60 岁及以上人口约为 296,970,000 人，占全国总人口的约 21.1%，其中 65 岁及以上人口约为 216,760,000 人，占全国总人口的约 15.4%。[①] 这标志着我国正式进入中度老龄化社会。长期照护作为老龄社会不可或缺的基本公共服务被视为我国老龄社会治理的重要突破点。[②] 长期照护服务的对象为由于身体功能障碍或疾病等原因，导致生活自理能力受限，需要他人提供专业生活照料、医疗护理以及精神慰藉等服务的特殊人群。包括失能老人、重度残疾人、患有慢性疾病或认知障碍的老年人等，其中长期照护的需求对象主要为老年人。由于制度供给的不足，我国长期照护服务正面临着专业人员数量短缺、服务标准化程度较低、服务质量监管体系不完善等诸多挑战。该部分针对我国长期照护的研究现状，运用 Cite Space 软件对长期照护领域的文献进行多角度可视化研究，从发文量、作者、文献来源机构、关键词共现、关键词突现、时空前沿等方面展开分析，以梳理我国长期照护的热点问题与研究现状，明晰长期照护服务当前存在的问题。例如，法学相关研究较少、政策和法律法规较分散及原则性较强、长期照护理念与定位不明晰、长期照护供给与需求不匹配、人力资源不足、长期照护资源分布不均以及长期照护监管机制混乱等问题。

---

① 参见《〈2023 年度国家老龄事业发展公报〉显示 养老服务人才培养力度加强》，载中华人民共和国中央人民政府官网 2024 年 10 月 12 日，https://www.gov.cn/lianbo/bumen/202410/content_6979486.htm。

② 参见王莉：《我国长期照护服务的演变与发展——从多元供给到整体性治理》，载《社会保障评论》2023 年第 5 期。

该部分旨在通过知识图谱掌握长期照护服务领域研究现状及研究趋势，为进一步研究老年长期照护服务标准化供给策略提供思路。

（一）研究工具

Cite Space 软件是由美国雷德赛尔大学的陈超美教授与大连理工大学联合研发的文献分析工具，其通过将目标领域文献进行计量，生成可视化图谱，能更直观全面地探寻目标领域的研究现状和前沿趋势。该部分运用 Cite Space 软件，将以“长期照护”为关键词，以 1994—2024 年为区间的文献作为样本导入，生成相应的知识图谱，从发文量、发文机构、作者以及关键词等方面进行分析，从而直观地展示我国长期照护服务研究现状并以此探寻未来研究趋势。

（二）数据来源

此文选取的数据源于中国知网（CNKI），设置关键词为“长期照护”，时间范围为“1994—2024 年”，共检索到 3287 篇中文文献，通过手动剔除与研究主题明显不相关的以及年鉴等非研究性文献，最终目标文献为 3171 篇，将这些文献导入“长期照护”文件夹的“input”中，随后将在“input”中的文献导入 Cite Space 中进行转换，转换后的文献输出至“长期照护”文件夹的“data”中准备分析，最后运用“data” 中的数据根据需求进行可视化分析。

（三）研究结果

1. 发文量分析

检索以“长期照护”为主题的文献发现，最早的发文是在 1994 年。综合这 30 年的发文量，由图 0 – 1 可以看出发文量趋势呈现明显的起伏，可以分为三个阶段：探索阶段、发展阶段和波动阶段。

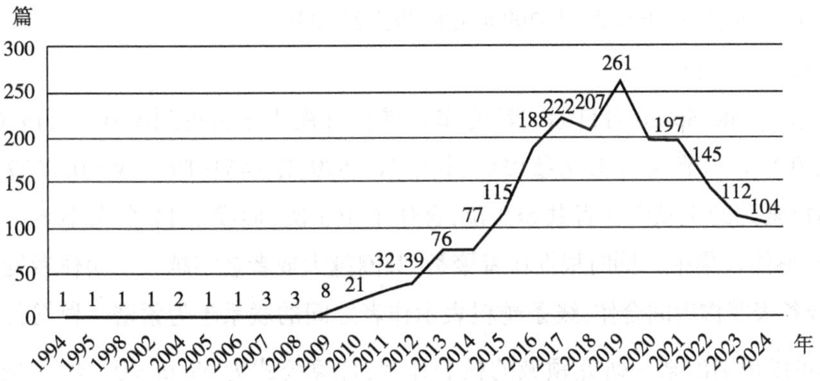

图 0－1 长期照护文献发文量变化趋势

1994—2008 年为长期照护服务研究的探索阶段。此阶段发文量每年只有 1—3 篇，甚至有些年份出现了空白，在此阶段，长期照护还未得到政府和学者的足够关注，这样的低迷阶段持续了 5 年时间。此阶段相关研究主要聚焦于建立长期照护制度的必要性以及在一些老龄化严重的地区如何构建长期照护制度的探索，这些地区主要是城市，在此时期城乡发展不平衡，农村与城市之间的发展差距较大，农村尚未形成长期照护的经济条件。

2009—2019 年为长期照护服务研究的发展阶段。自 2009 年开始，发文趋势与前一阶段形成鲜明的对比，开始大幅增长，直到 2019 年发文量达到了顶峰，为 261 篇，表明长期照护在这一阶段得到了学界的高度关注。同时在此阶段，政府也关注到了失智失能老人的长期照护，并出台了一系列政策，如 2011 年民政部发布《社会养老服务体系建设“十二五”规划》、国务院发布的《中国老龄事业发展“十二五”规划》。2012 年和 2015 年修改的《老年人权益保障法》（均已被修改）明确指出国家逐步开展长期护理，保障老年人权益。同时在 2015 年，国务院注意到困难残疾人长期照护面临的经济困境，颁布了《关于全面建立困难残疾人生活补贴和重度残疾人护理补贴制度的意见》。此阶段，政府发布的一系列政策，推动了长期照护的发展，学者也由此将目光聚焦到长期照护领域，为长期照护体系的发展提供了持续的力量。

2020—2024 年为长期照护服务研究的波动阶段，从 2019 年达到顶峰后开始持续下降，至 2024 年降至 104 篇。然而长期照护领域目前仍然存在许多亟待解决的问题，关于长期照护的研究应当继续加强。

2. 作者分析

通过 Cite Space 对目标文献的作者进行可视化分析得到图 0－2，该图中，左上角 N 表示节点数，E 为线段数，其中 N＝589，E＝463（Density＝0.0027），这表明检索到的文献中作者共 589 位，合作了 463 次，形成了 11 个大小不一的作者群，整体较集中。同时根据作者聚类，圆圈越大或者名字越大说明作者发文越多；线条表明作者间合作，线条越粗表示作者之间的联系越为紧密。根据普赖斯定律可以识别出某一研究领域的核心作者，计算公式为 $Nmin = 0.749\sqrt{Nmax}$，Nmin 代表高产作者的最低发文量要求，Nmax 表示某一研究领域最高产作者的发文量。长期照护领域发文量最多的作者为唐钧，其发文量为 47 篇；根据普赖斯定律可以计算出 Nmin＝5.13，即发文 5 篇以上的作者可以被看作长期照护领域的核心作者，一共为 25 位，累计发文 232 篇，其中发文量仅次于唐钧的有肖明朝、张颖、谢红 3 位作者，均为 10 篇。

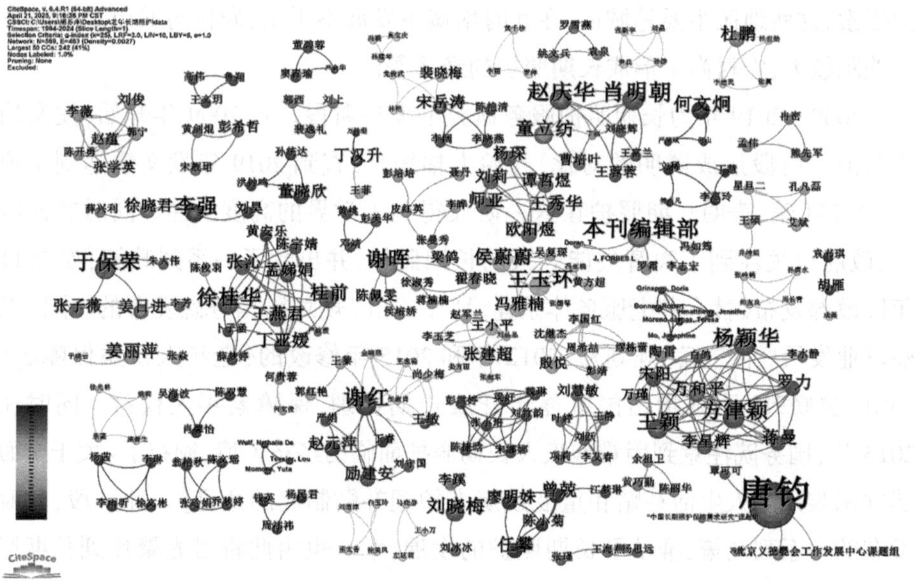

图 0－2　长期照护文献作者共现情况

以唐钧等为代表的作者主要研究长期照护政策以及贫困人群、农村地区的长期照护；以于保荣、姜日进、张子薇为代表的作者聚焦于长期照护保险研究；以肖明朝、赵庆华、徐桂华、谢晖为代表的作者主要从医疗、医药卫生方针政策与法律法规视角研究长期照护；以王玉环、侯蔚蔚为代表的作者的主要研究方向为失能老人的长期照护。

3. 机构分析

通过 Cite Space 对长期照护研究机构进行分析，按照发文量排序，此次研究摘取了发文量前 20 名的机构，发文量最多的是上海工程技术大学，为 37 篇，西南财经大学、吉林大学、沈阳师范大学、中国社会科学院社会政策研究中心的发文量皆超过 20 篇。从图 0－3 来看，关于长期照护的发文机构绝大部分为高校。从图0－4来看，各大发文机构形成了 15 个大小不一相互独立的团体，只有以中国社会科学院社会学所为中心的团体最大，相互间的联系也更紧密，这个团体主要集中在上海与北京。长期照护作为一个跨学科、跨领域的共同问题，应当加强学科间、地域间的合作研究，为长期照护提供理论支持和发展动力。

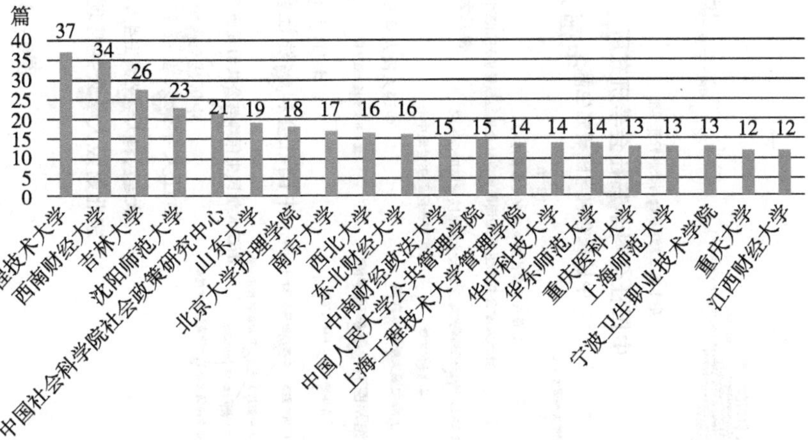

图 0－3　长期照护文献发文机构分布情况

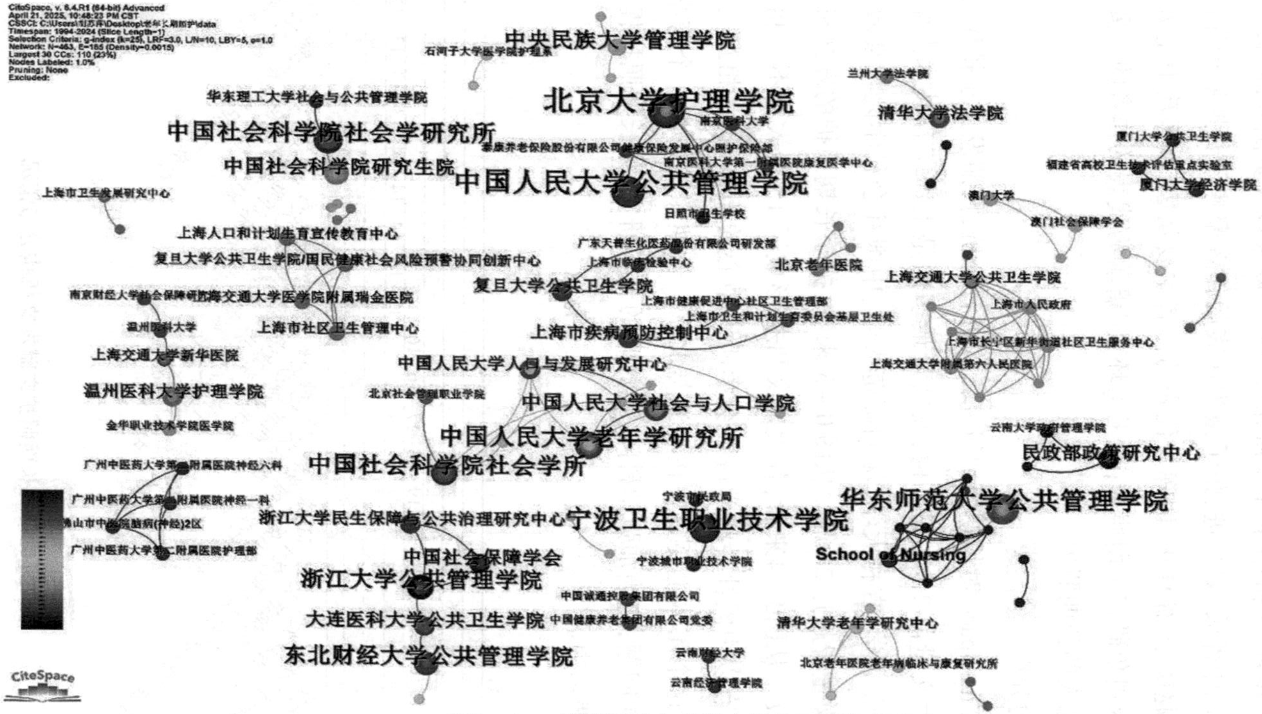

图0－4　长期照护文献发文机构可视化情况

4. 关键词共现分析

通过 Cite Space 对目标文献进行关键词分析得到图 0－5，关键词共现图谱可以直观地观察到某一领域的研究热点。在图 0－5 中，关键词共现图谱一共有 476 个节点、892 条连线、密度为 0.0079。图 0－5 的节点大小代表关键词出现的频次，节点越大，频次越高。关于长期照护的文献主要聚焦于“医养结合”“失能老人”“老龄化”“养老服务”“居家服务”“养老机构”等方面，这些关键词之间交错复杂，联系较为紧密。长期照护具有多重模式，“医养结合”与“居家服务”受到了较高的关注，随着老龄化程度的逐渐加深，政府以及学者也关注到了失能老人群体的需求。

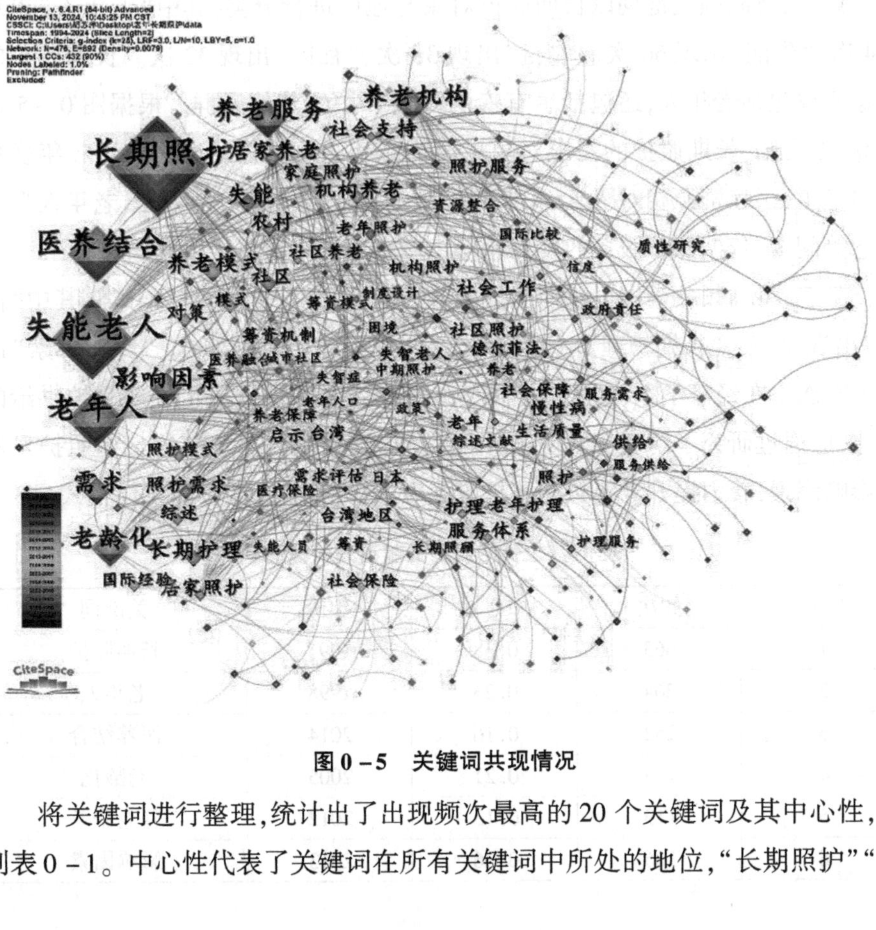

图 0－5 关键词共现情况

将关键词进行整理，统计出了出现频次最高的 20 个关键词及其中心性，得到表 0－1。中心性代表了关键词在所有关键词中所处的地位，“长期照护”“老年人”“医养结合”“老龄化”“养老服务”等关键词的中心性比较高，说明与其他关键词有较强的共现性。

第一，将高频关键词以长期照护模式进行分类，其中“医养结合”出现252次、“养老服务”出现119次、“居家养老”出现43次、“机构养老”出现37次。“医养结合”出现的次数明显高于其他照护模式。身体的衰老通常伴随慢性病，这会导致失能老人的数量不断增长，基础的生活照料无法满足需求，医疗服务在长期照护中不可或缺。医养结合的优势是将专业的医疗技术和先进的设备与康复训练、日常生活照料、饮食等相融合，以医疗为保障，以生活照料为基础，发挥互补优势，提高长期照护的质量与效率。

第二，将高频关键词以长期照护对象与地区进行分类，其中“老年人”出现264次、“失能”出现66次、“农村”出现36次、“社区”出现32次。长期照护的对象不仅包括老年人，还包括患有疾病需要照护的其他人群。根据图0－5和表0－1可知，长期照护的需求对象主要为老年人。农村地区面临青壮年多数外出务工、医疗资源相对匮乏、长期照护服务专业人员及机构不足、老年人自身观念等问题，长期照护服务的发展相对于城市地区来说更为艰巨。

第三，将高频关键词以长期照护的各种需求及发展因素进行分类，其中“需求”出现80次、“长期护理”出现51次、“照护需求”出现29次、“影响因素”出现106次。在经济学上，需求决定供给。根据老年人需求决定长期照护供给的规律，应通过研究了解老年人对长期照护服务的需求，揭示制约长期照护发展的影响因素，着力提升老年长期照护服务质量，完善长期照护的供给模式。

表0－1　长期照护文献高频关键词

序号	频次	中心性	年份	关键词
1	663	0.38	1995	长期照护
2	264	0.23	1998	老年人
3	252	0.16	2014	医养结合
4	123	0.21	2005	老龄化
5	119	0.13	2012	养老服务
6	106	0.06	2013	影响因素

续表

序号	频次	中心性	年份	关键词
7	82	0.17	2009	养老机构
8	80	0.06	1998	需求
9	66	0.06	2012	失能
10	53	0.03	2012	养老模式
11	51	0.08	2012	长期护理
12	43	0.11	2010	居家养老
13	40	0.04	2012	社会支持
14	37	0.05	2012	机构养老
15	36	0.07	2013	农村
16	32	0.04	2015	社区
17	31	0.03	2011	居家照护
18	29	0.04	2014	照护需求
19	29	0.06	2013	服务体系
20	28	0.03	2009	对策

5. 关键词突现分析

关键词突现图是 Cite Space 文献计量分析软件中的一个重要的可视化工具,它主要用于揭示在特定时间段内,频率发生显著变化的关键词。突现强度的标准一般是 3 以上,关键词的研究数量与突现强度呈正相关。

通过图 0-6 可知,目标文献中关键词出现的时间不一,时长也不一。其中突出强度较大的关键词有 7 个,分别是“老年人口”“启示”“台湾”“对策”“机构养老”“困境”“老年照护”。突出强度最大的关键词是“台湾”,突出强度为 4.32,出现时间为 2012 年至 2017 年。其次为“对策”,突出强度为 4.14,出现时间在 2014 年至 2017 年。

按照关键词出现的时间,结合图 0-6,可以将我国的长期照护分为三个阶段。第一阶段为 2006—2014 年,此时我国老龄化逐渐加深,引起了政府和学者的担忧并且开始积极探索解决对策,聚焦于借鉴国外以及我国台湾地区的经验。第二阶段为 2015—2018 年,此时政府和不同学科的学者评估了长期照护需求的各种因素,包括不同的长期照护模式、筹资模式、照护方式,并且开始探索

关键词	年份	强度	起始	结束
老年人口	2006	3.09	**2006**	2013
模式	2006	1.75	**2006**	2019
社会保障	2008	1.69	**2008**	2011
社区照顾	2009	2.28	**2009**	2016
启示	2011	4.01	**2011**	2017
发达国家	2011	1.9	**2011**	2013
体系	2011	1.78	**2011**	2013
台湾	2012	4.91	**2012**	2017
老龄化	2005	2.36	**2012**	2013
服务体系	2010	3.13	**2013**	2017
对策	2009	3.97	**2014**	2017
社区照护	2014	1.88	**2014**	2015
养老	2014	1.83	**2014**	2017
机构照护	2014	1.79	**2014**	2015
养老模式	2012	2.99	**2015**	2017
制度设计	2015	2.5	**2015**	2018
健康管理	2015	1.84	**2015**	2019
机构养老	2015	5.96	**2016**	2019
社会保险	2011	2.69	**2016**	2017
困境	2013	2.68	**2016**	2019
养老政策	2016	2.56	**2016**	2017
志愿者	2016	2.2	**2016**	2017
国际经验	2017	2.88	**2017**	2019
供给	2016	2.27	**2017**	2018
社区养老	2015	2.21	**2017**	2019
重庆市	2017	1.93	**2017**	2018
筹资模式	2014	3.24	**2018**	2019
护理院	2018	2.49	**2018**	2020
照护模式	2018	1.88	**2018**	2021
满意度	2018	1.85	**2018**	2019
效度	2018	1.78	**2018**	2020
社会工作	2015	1.61	**2018**	2019
资源整合	2019	2.61	**2019**	2022
指标体系	2019	2.31	**2019**	2020
评估	2019	2.14	**2019**	2021
日本	2008	2	**2019**	2022
城市社区	2017	1.84	**2019**	2020
介护保险	2016	1.61	**2019**	2020
照护	2014	1.6	**2019**	2020
对策研究	2019	1.56	**2019**	2022
个案工作	2019	1.56	**2019**	2022
资源配置	2019	1.56	**2019**	2022
老年照护	2020	4.46	**2020**	2024
对策建议	2020	2.72	**2020**	2022
研究热点	2020	2.54	**2020**	2024
小组工作	2020	2.33	**2020**	2022
综述文献	2020	1.98	**2020**	2024
分级	2020	1.93	**2020**	2021
照护负担	2020	1.91	**2020**	2024
筹资机制	2017	1.83	**2020**	2022
质性研究	2015	3.86	**2021**	2024
护理服务	2019	3.06	**2021**	2022
正式照护	2021	2.97	**2021**	2024
筹资水平	2021	2.47	**2021**	2022
照护服务	2010	2	**2021**	2024
失能程度	2021	1.98	**2021**	2022
认知症	2021	1.94	**2021**	2024
影响因素	2013	3.49	**2022**	2024
政策工具	2022	2.11	**2022**	2024
德国	2011	1.62	**2022**	2024

图 0－6　长期照护文献关键词突现情况

相关保险制度,以减轻被照护者的各种负担,将沉重的个人负担转为社会福利待遇。第三阶段为2019—2024年,基于前述的两个阶段,长期照护得到了广泛关注以及推广。目前的研究不仅强调长期照护服务的广度,也开始着力于提升长期照护服务的质量,并且提出个案工作,细化被照护者的不同需求,从而有针对性地制定长期照护方案,在提高效率的同时节约资源,达到相应的"帕累托最优"。

6. 时空前沿分析

图0－7是通过Cite Space做出的相应时区视图,根据图0－7可将1994—2024年的长期照护发展趋势分为三个阶段。第一阶段为1994—2007年,该阶段的主要研究热点是"老龄化"、"老年人"以及"长期照护"。此时正是老龄化得到广泛关注的时期,高龄老人的长期照护也引发了学界的关注。

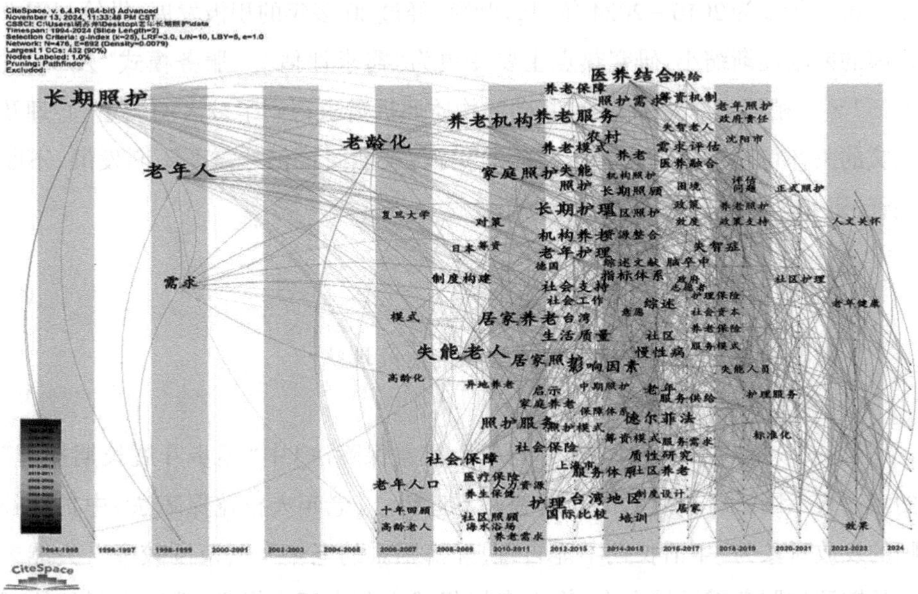

图0－7 长期照护文献计量关键词聚类时区情况

第二阶段为2008—2015年,这一时期长期照护研究得到了有力的发展,研究热点层出不穷。主要的研究热点有"失能老人"、"养老机构"、"居家照护"、"养老服务"、"医养结合"以及"社会保障"等。其中最热门的研究话题为"失能老人",老龄化不断加深,失能老人数量也急速增长,长期照护需求的不断扩张推动了学界对长期照护的研究。我国长期照护的起步晚于其他发达国家,学者们主张学习和借鉴其他国家和地区的经验,如日本、德国等。此外政府和学界也在探讨各种模式的长期照护,包括机构照护、居家照护、社区照护等模式,追求多元化供给并且积极主张社区、家庭、市场、社会组织等力量参与到长期照护中。综合来看,此时政府一方面起到了引领性作用,为长期照护的建设和发展指明了方向;另一方面也在积极带动多方力量进行资源整合。基于缩小城乡差距的政策引领,农村的长期照护研究得到了推动。长期照护服务的价格相对高昂,由此,相关研究,如政府政策、医疗保险、社会保险以及长期照护的筹资机制等应运而生。

第三阶段为2016—2024年,长期照护经过20多年的积极发展,供给与需求之间的差距逐渐缩小,研究热点主要变更为"需求评估"、"服务模式"及"人文关怀"等。相较于前两个阶段,基础的物质照护需求得到了较大的满足,心理及人文的关怀得到了重视。基于目前的实践,长期照护仍然需要不断发展、不断完善,研究热点也会根据实际变化而发展。

(四)总结与评述

1. 长期照护在法学领域的立法现状与研究现状

(1)政策及立法现状

第一,政策的惠及度不够。《老年人权益保障法》中"逐步开展长期护理"的表述表示国家对长期照护的发展并不迫切。《老年人权益保障法》中护理补贴的发放对象为"生活长期不能自理、经济困难的老年人",范围较窄。失能老人长期照护服务需要的人力、物力支持仍然主要由家庭提供,政府责任仅体现在对经济困难老人的救助,政府责任承担方式仅为"护理补贴",形式单一、规定较为原则化。第二,相关的政策和法律法规较分散、笼统。2013—2017年中共中央、国务院及其各部委发布了以《"健康中国2030"规划纲要》《"十三五"卫生与健康规划》《"十三五"国家老龄事业发展和养老体系建设规划》《关于印发医养结合重点任务分工方案的通知》为代表的60多项规划和政策文件，但是仍然存在一些问题。首先，规划的预期性、宣示性较强，约束性指标较少。其次，规划的实施效果和责任主要依靠政绩考核，这使规划很难成为地方政府和官员问责的法律标准，并且地方之间存在显著差异。第三，我国地域间发展差异明显，并且中央尚未制定统一的长期照护服务标准规范，这导致地区之间长期照护服务的内容和标准不一，各地工作推进和立法保障进度也不一致，使长期照护服务成为经济发达地区的福利性优势。

(2)研究现状

长期照护的法学研究的论文数量远远小于其他学科。以“长期照护”为关键词在“中国知网”上进行检索，发现法学研究中，行政法方向的论文有33篇，民商法方向的论文有33篇，经济法方向的论文有21篇。在研究主题方面，上述论文多从宏观层面研究相关的政策和法律法规，如长期照护国家责任、长期照护保险等；较少关注微观方面，如对长期照护机构监管模式、照护服务供给标准规范、长期照护中各主体的权益保障等的研究，还有待进一步拓展。在研究方法方面，目前多数文章使用文献分析法、比较分析法、实证研究法、政策分析法等。由于目前我国长期照护处于起步阶段，对德国、日本、美国的学术研究、法律法规与实践经验的比较分析在研究中占有重要地位。长期照护在我国的发展存在地域间的差距，目前实证研究主要集中在发达的“长三角”地区和“珠三角”地区。应当增加不同地域的实证研究和对比研究，提升研究成果的应用性。

2. 长期照护在我国的运行现状

(1)长期照护理念与定位不明晰

目前对“长期照护”的概念还没有形成规范统一的表述。例如，许多学者的文章中采用了“长期照护”，而在中央及各地区的试点文件中又采用了“长期护理”。“长期照护”与“长期护理”概念上的不统一、理念及定位的不明晰给长期照护服务的运行带来了诸多问题，制约了其实际作用的发挥。

(2)长期照护供给与需求不匹配

我国自实施计划生育以来，秉持少生优生理念，截至目前老龄化呈现出“空巢化”的特征;随着经济水平的提高和医疗技术的进步,长寿不健康现象突出,老龄化又呈现出高龄化的趋势,庞大的城市和农村失能老人群体不可忽视。一方面,老年群体普遍具有经济脆弱性,受为后代考虑的节俭传统观念的影响,长期照护的有效需求远低于对长期照护的实际需要。① 另一方面,我国已全面建成小康社会,经济水平显著提高,根据马斯洛需求层次理论,老年人的需求呈现多元化特征,生活照料、健康管理、社会交往、心理疏导等都对目前长期照护服务提出了更高的要求。然而,较为松散、碎片化的长期照护供给无法满足长期照护需求的多样性与复杂性。②

(3)长期照护的人力资源不足

长期照护的人力资源呈现以下特点:第一,人才流动率和流失率高。照护失能老人的工作量大,工作精细化程度高,并且相当数量的老年人在患病后情绪不稳定,让本就繁重的工作更为艰难,导致许多专业人才不愿意进入该行业。第二,目前的长期照护者普遍年龄较高、专业性差、学历低,且相对集中于经济较好的城镇地区,农村地区的长期照护者缺口相当大。第三,人员管理不规范。长期照护者中医疗人员持证上岗率低,很多人员甚至没有经过相关的专业性岗前培训,因此对于老年人的突发状况往往无从下手,难以保证长期照护的质量。第四,长期照护行业从业者的职业地位不高,缺乏职业认同感。第五,缺乏系统性的专业能力培训。照护服务人才培养体系尚未成熟,无法持续提供充足的专业人才。

(4)长期照护资源分布不均

长期照护属于劳动密集型产业,且需要一定的专业性,人力资源成本高,各类长期照护的设备及辅助器具昂贵,即使政府出台多项政策进行补贴,经营成本依然较高。但政府补贴还存在分布不均的问题。一方面,在长期照护模式上分布不均。政府对长期照护的政策补贴主要投放于机构,对居家和社区的长期

① 参见马嘉蕾、高传胜:《老年人长期照护服务的需求生成、供需失衡与治理思路——以江苏省为例》,载《云南民族大学学报(哲学社会科学版)》2022 年第 6 期。

② 参见王莉:《我国长期照护服务的演变与发展——从多元供给到整体性治理》,载《社会保障评论》2023 年第 5 期。

照护服务补贴短缺。另一方面,在城乡之间分布不均。由于城镇化的发展,农村劳动力流向发达的城市地区,农村的老龄化相对于城市更严重,且交通不便、医疗水平较低、就医意识差。发达城市经济相较农村更富裕,政府给予的长期照护财政支持也更多,因此欠发达的农村地区的长期照护服务供给与需求脱节更为严重。

(5)长期照护监管机制混乱

从长期照护供给现状来看,整体上呈现出"橄榄型"特征。较高水平购买力的家庭会选择高端长期照护服务,主要依靠专业的营利机构;中端长期照护服务的供给者数量最多,主要依靠社会组织、慈善组织等社会化、非营利性的力量;而低端层次的供给者主要服务于经济困难或者失能失智的老年人,主要依靠政府提供的公共服务事业来兜底保障。长期照护机构的监管呈现分散的特征,公办的福利院、非营利性的养老机构等受民政部门的监管,而营利性的机构则在市场监督管理局登记注册,不受同级的民政部门监管。如此分散的监管无法高效地实现信息共享和对接,难以实现老年长期照护服务的统一标准,导致监管效率不高。

二、关于老年长期照护服务标准化问题的研究综述

(一)有关老年长期照护服务供求问题的文献研究

长期照护的概念源于西方发达的老龄化社会,世界卫生组织(WHO)将长期照护服务分为以家庭为平台的居家照护服务、以社区为平台的社区照护服务以及以专门机构为平台的机构照护服务三类,各个国家和地区的建设内容有所不同。日本、瑞典、英国、美国等发达国家长期照护制度建设大多起步于20世纪六七十年代,通过采取各种手段提升服务质量,明确长期照护的黄金标准,为老年人提供了内容丰富、质量优良的专业化服务。老年人口增长高峰与"长寿不健康"问题并存,再加上人口老龄化的非均衡发展,导致我国老年长期照护服务处于供求失衡困境,如服务的连续性缺乏、同质性程度高但专业化程度低、服务提供过程中法律保障欠缺等。由于缺乏服务标准,在15个长期护理保险试点城市的实践中,"供给过剩"和"供给真空"现象并存,引发了对老年长期照护

服务效率与公平的思考。

（二）有关老年长期照护服务需求评估与绩效评估的文献研究

需求导向已经成为改善老年长期照护服务的重要手段，发达国家主要采用马尔可夫循环仿真模型树结构来预测长期照护服务需求，英国、德国、日本和韩国将需求评估作为是否获取长期护理保险补偿资格、等级以及服务种类的评价因素。需求因素对我国失能老年群体长期照护服务的选择产生了显著影响，但由于缺乏全国统一标准，我国长期照护服务需求评估沿用了养老服务需求评估的办法，评估依据过于主观、内容不够全面，这导致了多重标准、多重管理的情况，职能部门间合作难度大，评估结果对于部分老年人没有明显的意义。

绩效评估研究中，世界卫生组织指出，一个可持续的长期照护服务必须是费用可及的、公平的、灵活的。欧盟相关研究指出了从服务体系本身的角度评估长期照护的五个目标：服务可及性、服务质量、服务公平性、资金负担以及改善功能性能力和最小化服务需求。国外学者还提出长期照护服务供给绩效评估必须要在科学的长期照护服务需求预测基础上，通过有效供给提升服务满意度。在我国，由于标准不够明确，服务大多是凭经验提供而非注重科学技术操作流程，难以为今后的保险项目费用提供依据，急需精准的评估工具和科学的评鉴体系来客观评估服务绩效，改进与提升服务品质。在长期护理保险试点地区，部分城市已制定长期照护等级评定标准，通过运用老年需求满足量表对江苏、浙江等省市老年长期照护服务供给情况进行调查发现，日常生活活动能力（ADL）或工具性日常生活活动能力（IADL）需求未满足率较高，老年人满意度较低。综上，我国长期照护服务绩效评估研究较少，目前研究主要关注于服务满意度测评，尚未形成全国性的综合绩效评估框架体系。

（三）有关老年长期照护服务标准化水平影响因素及标准化供给策略的文献研究

已有研究表明，发展战略与指导思想不清晰，导致老年长期照护政策相对宏观、标准规范缺失；缺乏完善的职业准入及培训制度、完备的评估机制和奖惩措施,导致长期照护所需人力资源短缺;部门条块分割、权责利关系混乱,不利于长期照护服务供给体系的整合和衔接。标准化供给策略是老年长期照护服务质量提升的重要保证。发达国家凭借较高服务标准使资源得到了有效配置和利用。美国通过照护质量控制机制研究,提出发展以标准为基础的质量管理系统;欧盟、日本、韩国均以技术法规、指令、条例等形式规定了不同照护等级应对应的各种标准。"十三五"时期,我国标准化工作改革已融入各个领域,成为国家治理能力现代化的重要标志。实现公共服务供给与需求的无缝对接,需要构建以需求为导向的服务精准化供给机制,形成政府引导、市场驱动、社会参与、协同推进的标准化工作格局。但由于我国处于长期照护服务发展初期,对长期照护服务标准化供给策略的研究较少,已有研究限于探讨建立老年长期照护服务标准的重要性,介绍国外长期照护服务标准规范,聚焦于思考如何构建监管体系,理顺管理体制、落实责任分工、打破行政壁垒、创新金融参与模式。目前我国仅出台了有关养老服务的标准规范,缺乏全国性的老年长期照护服务标准规范,这与日益增加的长期照护服务需求不相符。国务院印发的《"十四五"国家老龄事业发展和养老服务体系规划》,亦提出制定全国统一的长期护理保险失能等级评估标准,建立并完善长期护理保险需求认定、等级评定等标准体系和管理办法。

(四)文献评析与研究设想

已有研究为该课题奠定了良好的基础,但仍存在一定局限及拓展空间:一是过度关注老年长期照护需求评估的必要性及长期护理保险模式和资金来源,缺乏对老年长期照护服务供给绩效的全过程分析,综合性评估研究较少,有效标准化供给有待考量。二是鲜有老年长期照护服务标准化供给策略的系统性研究。一方面,现有研究重点关注老年长期照护服务体系建构等方面的问题,研究视角较为宏观,具体指标及权重设计较少涉及,缺乏相应的可操作性和实践价值;另一方面,现有研究对地方性试点探索较多,而对适于全国推广实施的制度设计相关研究较少,研究内容较孤立,缺乏关于老年长期照护服务标准化的战略规划和实现路径。三是已有研究尚未涉及新时代背景下的老年长期照护服务需求，迫切需要研究如何对老年群体日趋多样化、多层次的动态长期照护服务需求给予充分、公平的标准化供给。

鉴于以上研究的局限性，在老年长期照护服务制度已经从最初被作为边缘的附属项目发展为如今这种独立的支撑项目的背景下，要积极探寻老年长期照护服务供给问题，结合新时代老年长期照护服务的特殊“护养”需求，界定老年长期照护服务绩效评估、标准化供给内涵特征，构建老年长期照护服务绩效评估框架及标准化供给体系，检验长期护理保险试点城市老年长期照护服务的标准化水平，测评老年长期照护服务的可及性、公平性与满意度，在此基础上结合我国国情探寻实现老年长期照护服务标准化供给的动态最优策略。

第一部分　基于需求评估的老年长期照护服务绩效评估现状及供给问题探寻

需求评估是研究的出发点，也是绩效评估完善、标准化供给实现的基础。该部分通过对老年长期照护服务进行需求评估，明确老年长期照护服务绩效评估现状，探寻长期照护服务标准化供给的主要瓶颈以及待解决的问题。该部分是整个研究的逻辑起点。

一、老年长期照护服务需求评估

（一）我国老年长期照护服务需求规模

近年来，人口老龄化问题在我国日益凸显，截至2024年底，我国60岁及以上人口为3.1031亿人，占全国总人口的22%。[①] 由中国统计年鉴数据对比可知，自2012年起，我国出生率和自然增长率明显降低（见图1-1）。国家卫生健康委老龄健康司数据显示，2021年我国约有1.9亿老年人患有慢性病，失能失智人数约为4500万人，增长速度为7%。自21世纪以来，我国老龄化程度不断加深，老年人数量高速增加，老年人口比例增大，医疗保险问题、养老金发放问题、失能老人的照护问题等接踵而来，这无疑成为全社会的共同挑战。域外研究表明，由于自身疾病困扰，老年人中需要接受专业的照护服务的失能老人占

---

① 参见王萍萍：《人口总量降幅收窄　人口素质持续提升》，载国家统计局官网，https://www.stats.gov.cn/sj/sjjd/202501/t20250117_1958337.html。

比约为75%。[①] 而我国仅有不到10%的失能老人入住了养老机构或其他医养机构，接受专业的照护服务，这显然无法满足刚性需求。国内外研究表明，“养老机构失能老人与专业照护人员的比例应为5∶1，方能满足正常的老年长期照护服务需求”[②]。而如今我国的照护服务人员缺乏，且大多未经过专业技能培训，专业素养较差，远不能满足我国失能老人日益增长的长期照护服务需求。[③]

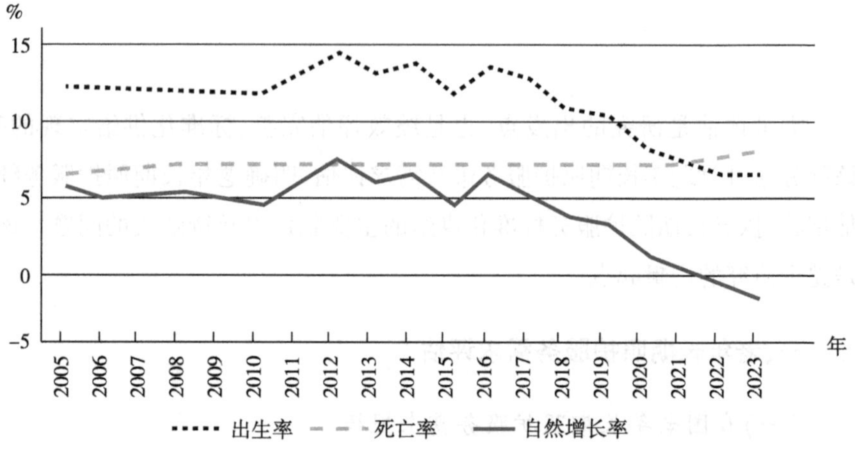

图1-1 我国2005—2023年年末出生率、死亡率、自然增长率情况

资料来源：国家统计局：《中国统计年鉴》，载国家统计局官网，https://www.stats.gov.cn/sj/ndsj/。

（二）我国老年长期照护服务需求评估

此部分基于长期护理保险试点城市对老年长期照护服务进行需求评估，重视服务对象的差异性，动态掌握老年长期照护服务需求的多维度、多层次变化情况，为老年长期照护服务绩效评估现状分析提供数据支持。

① 参见李建伟、吉文桥、钱诚：《我国人口深度老龄化与老年照护服务需求发展趋势》，载《改革》2022年第2期。

② 李芳、姜日进：《我国长期照护人力资源的短缺及其制度应对》，载《东方论坛》2019年第5期。

③ 参见孙鹃娟、吴海潮：《我国老年人长期照护的供需特点及政策建议》，载《社会建设》2019年第6期。

根据马斯洛需求层次理论,此次研究将老年长期照护服务需求划分为五个类型:第一个层次为生理需要,也就是衣食住的需求。由于身体功能受限,失能老人在日常生活中面临诸多挑战,难以自行处理日常事务,衣食起居需要照料。第二个层次为安全需要。生命权、身体权、健康权等与失能老人的人身安全密切相关,因此与生命权、身体权、健康权相关的需求应属于安全需求。在老年长期照护服务中,除被照护者生活环境的安全需求外,医疗保健康复服务等需求较为迫切。除此之外,失能老人大多没有固定的经济来源,生活费及医疗费大多依靠子女的经济供养,昂贵的医药照护费用对家庭造成了巨大的负担。老年人在日常消费方面存在较大的心理负担,"有病不治"的现象层出不穷,往往拖延病情,造成了更加严重的疾病。因此,社会保障体系中保险与补贴等制度也与其安全需求相关。第三个层次为爱与归属需要。一方面,家人的陪伴、关爱、定期探视、情感交流和身体接触满足了失能老人归属于某一亲密群体的需求。另一方面,失能老人往往缺乏社交,内心烦闷、倍感孤独,需要参与老年社交活动,丰富精神世界。针对患焦虑、抑郁等方面精神疾病的老人,机构、社区需要设置专门的心理咨询服务场所,提供专业的情感慰藉服务。第四个层次为尊重需要。马斯洛需求层次理论认为尊重需要有两个组成部分,即个体自身对自己的尊重以及别人对自己的尊重。在个人尊严维护方面,尽管身体功能存在障碍,但老人依然希望自己的尊严得到维护。在接受生活照料和医疗护理时,老人希望能够尽可能地保留隐私,也希望自主决策权得到尊重。另外,失能老人也希望自己的价值得到社会的认可,以此获得别人对自己的尊重。第五个层次为自我实现需要,其处于需求层次的最高位置。部分失能老人仍然有精神上的追求,失能老人虽然存在一定的身体局限性,但仍然可以为社会创造价值,通过参与社会发展提升自我价值认同。

此次研究依据马斯洛需求层次理论,结合失能老人长期照护基本需求设计问卷,对我国老年长期照护服务进行需求评估。

1. 基于问卷调查结果的描述性统计分析

现阶段我国老龄化程度不断加深,而老年长期照护服务体系尚未完善,了解老年长期照护服务需求是完善老年长期照护服务绩效评估和标准化供给体系的基础。此次研究在全国范围内通过问卷调查的方式,对失能老人进行了有关老年长期照护服务需求的抽样调查,共得到108份有效问卷,课题组对这108份问卷结果进行了描述性统计分析。

(1)失能老人的基本情况分析

在此次问卷调查中,此次研究设置了若干问题,第一部分为了解被调查者的基本情况,第二部分为了解被调查者的身体状况及日常生活能力,第三部分为了解被调查者的照护服务现状,第四部分为了解被调查者的照护服务意愿和需求;以失能程度、年龄、经济状况、家庭结构等将研究对象划分为了不同的失能老人群体,并对不同失能老人群体的长期照护服务需求进行了交叉分析。以下是对调查问卷中重要问题调查结果的描述性统计分析结论。

①性别结构

此次问卷的被调查者中男性有64人,占比约59.26%,女性有44人,占比约40.74%。问卷调查对象中男性比例明显高于女性(见图1-2)。

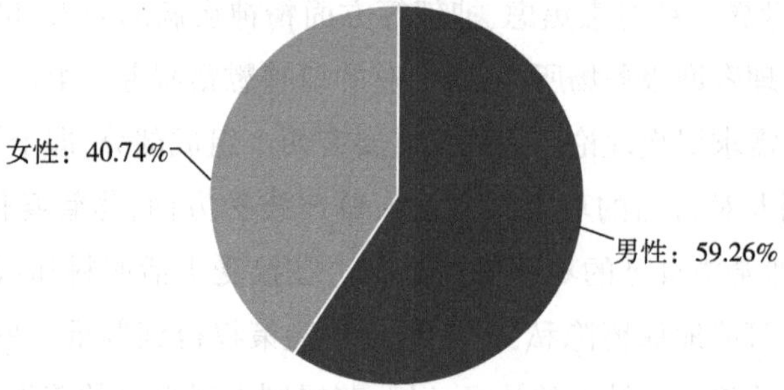

图1-2　性别结构

②年龄结构

此次调查对象中,"60—65岁"的失能老人有35人,占比约32.41%;"65—70岁"的失能老人有25人,占比约23.15%;"70—75岁"的失能老人为30人,占比约27.78%,"80岁以上"的失能老人为18人,占比约16.67%。调查对象的年龄分布较为均匀,其中"60—65岁"的失能老人参与此次问卷调查的比例最高(见图1-3)。

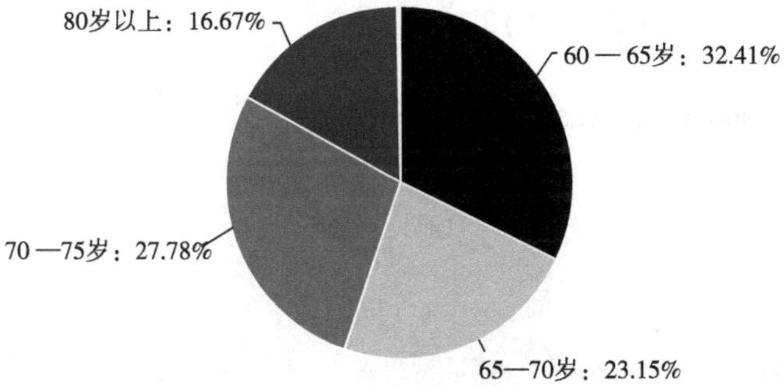

图1-3　年龄结构

③学历结构

此次调查对象中，学历为“初中（含以下）及高中职高中专”的失能老人有70人，占比约64.81%，所占比例最高；其次是学历为“大专”的失能老人有32人，占比约29.63%；“本科及以上”学历的失能老人仅有6人，占比约5.56%，所占比例最小（见图1-4）。

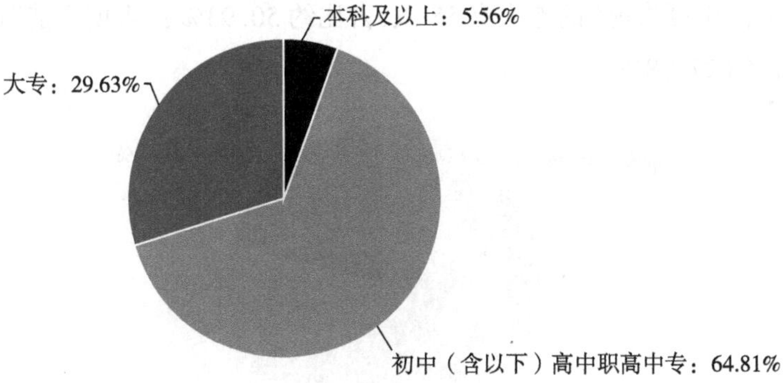

图1-4　学历结构

④收入结构

在此次调查的108位失能老人中，按月收入进行分类的情况为：无月收入的失能老人17人，占比约15.74%；月收入为人民币1000元以下的失能老人有35人，占比约32.41%；月收入为人民币1000—4000元的失能老人有37人，占比约34.26%，所占比例最高；而月收入在人民币4000元以上的失能老人有19

人，占比约 17.59%（见图 1 –5）。

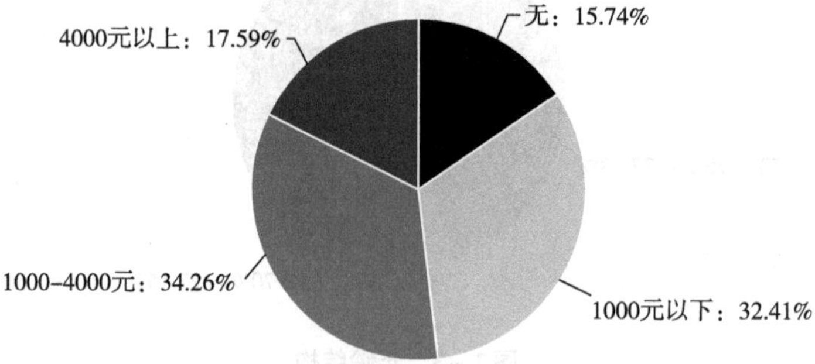

图 1 –5　收入结构

⑤失能程度

据国际通行标准，吃饭、穿衣、上下床、上厕所、室内走动、洗澡六项指标中，1—2 项做不了为轻度失能，3—4 项做不了为中度失能，5—6 项做不了为重度失能。① 调查表明（见图 1 –6），调查样本中处于“轻度失能”的老人有 23 人，占比约 21.30%；“中度失能”的老人有 55 人，占比约 50.93%；“重度失能”的老人有 30 人，占比约 27.78%。

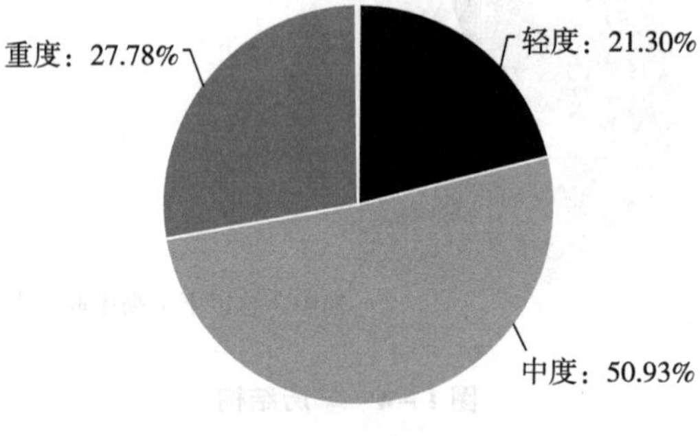

图 1 –6　失能程度

⑥失能老人最大生活支出

调查结果显示（见图 1 –7），失能老人的最大生活支出中，选择“医药支出”

① 参见郑远长：《关于我国失能老年人数据的比较分析》，载《社会福利（理论版）》2021 年第 1 期。

的失能老人占比约21.30%；选择"雇用保姆或家政服务"的失能老人占比约31.48%；选择"日常生活费用"的失能老人占比约28.70%。这说明失能老人群体由于自身疾病的困扰，导致医药费用花销增大；同时，由于失能老人难以独立完成日常生活事项，在家人无法提供照护服务时，往往需要雇用保姆或聘请家政服务人员，故失能老人在照护服务方面的开支较大。

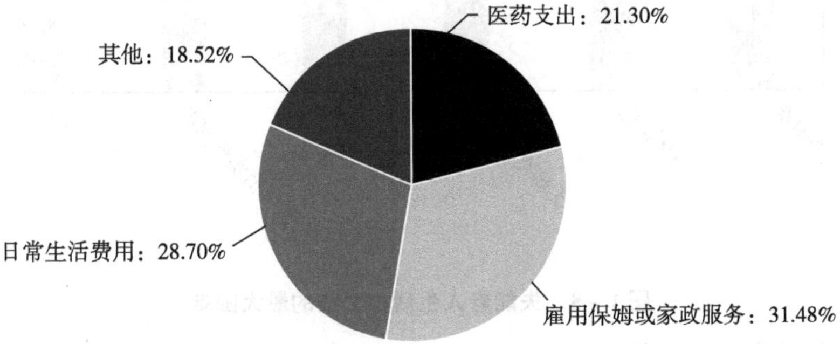

图1－7　失能老人最大生活支出

⑦失能老人生活中面临的最大困难

调查失能老人目前生活中面临的最大困难（多选）发现，调查对象中选择"经济困难"的失能老人有36人，占比约33.33%；选择"身体疾患"的失能老人有54人，占比约50.00%，这表明疾病缠身对于失能老人来说是安享晚年的一大阻碍；选择"无聊空虚寂寞"的老人有63人，占比约58.33%，所占比例最高，这表明失能老人不仅受身体机能障碍所困，如何填补其精神层面的缺失也成为亟待解决的一大问题；选择"生活无人照料"的失能老人有58人，占比约53.70%，这表明被调查者中尚有一半老人在失能之后，无法自己独立完成日常生活，且无人照料；选择"个人价值实现困难"的失能老人有42人，占比约38.89%，这表明失能老人在身体和行动受到限制后，在个人价值实现方面通常会感到力不从心（见图1－8）。

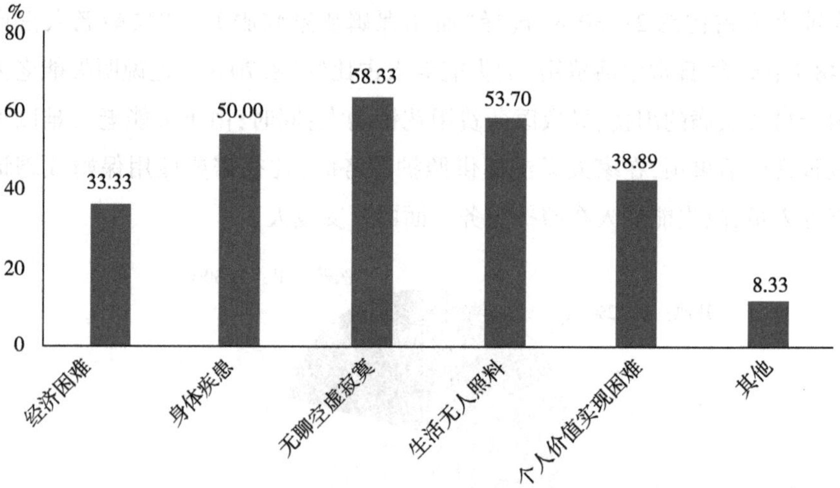

图1-8 失能老人生活中面临的最大困难

⑧目前期望的照护服务方式

此次问卷调查的第22个问题"在'目前'的状态下,您希望接受什么样的照护服务"的问卷结果为:有27名失能老人认为"没有必要",占比约25.00%;有33名失能老人选择了"居家服务",占比约30.56%,所占比例最高,这表明受传统观念影响,失能老人更多偏向于居家养老并接受照护服务;有29名失能老人选择了"社区服务",占比约26.85%;有19名失能老人选择了"机构服务",占比约17.59%,所占比例最小,这表明失能老人群体更愿意在家中或社区接受照护服务,对在长期照护机构及其他医养结合机构接受照护服务的期望较小(见图1-9)。

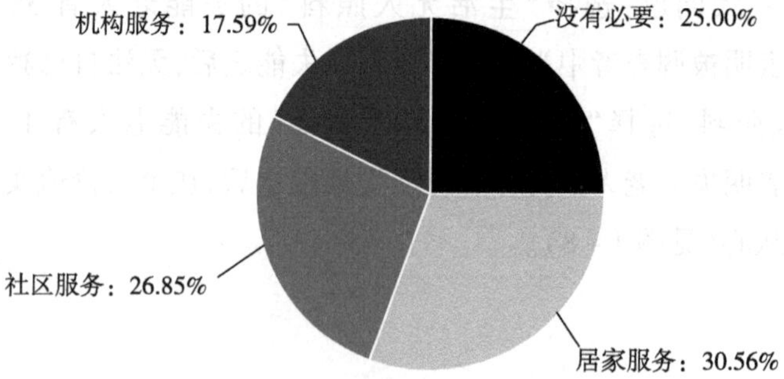

图1-9 目前期望的照护服务方式

⑨照护费用支付情况

此次问卷调查的第 24 个问题“您认为根据您现在的收入状况，对现在或者未来发生的护理费用”（支付情况）的结果为：有 31 名失能老人选择了“很难支付”，占比约 28.70%；49 名失能老人选择了“勉强能够支付”，占比约 45.37%；仅有 28 名失能老人选择了“完全可以支付”，占比约 25.93%。这表明以失能老人的收入，支付照护服务费用具有一定的困难，通常需要近亲属、政府及其他社会资金的帮助。目前，我国长期护理保险制度还未完善，照护服务费用对失能老人群体及其家庭来说，无疑构成了一种经济负担（见图 1－10）。

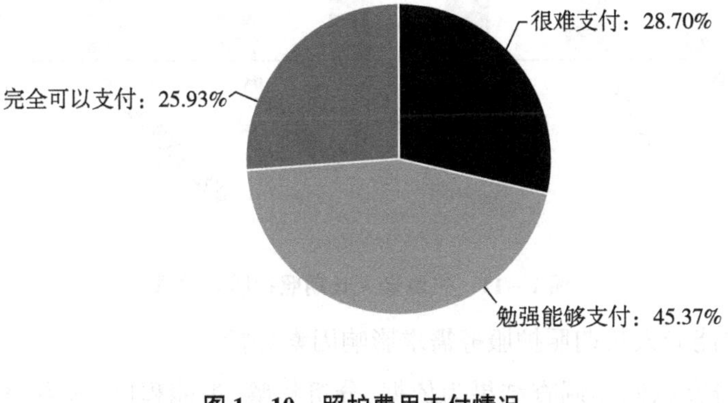

图 1－10　照护费用支付情况

⑩长期照护服务需求

调查显示 108 名调查对象的长期照护服务需求（多选）为：有 36 名失能老人选择了“日常生活照料”，占比约 33.33%；55 名失能老人选择了“医疗服务”，占比约 50.93%，失能老人的一个重要特点就是疾病缠身、身体机能衰退、活动能力受限，在医疗保健康复方面的服务需求大；有 63 名老人选择了“物资帮助”，占比约 58.33%，占比最大，这表明生活成本、医疗支出、护理费用等方面的经济压力共同构成了失能老人及其家庭面临的重大经济负担；有 57 名失能老人选择了“心理慰藉服务”，占比约 52.78%，这表明因身体疾病带来的痛苦和压力会伴随行动不便而导致社交隔离以及自我认知改变进而产生失落感与无助感，被照护者对精神层面的关心和照料需求较高；选择“社会交往服务”的失能老人有 38 名，占比约 35.19%，这表明失能老人因身体机能上的禁锢,日常交往机会骤减,故对社会交往服务方面的需求也相应增加(见图1-11)。

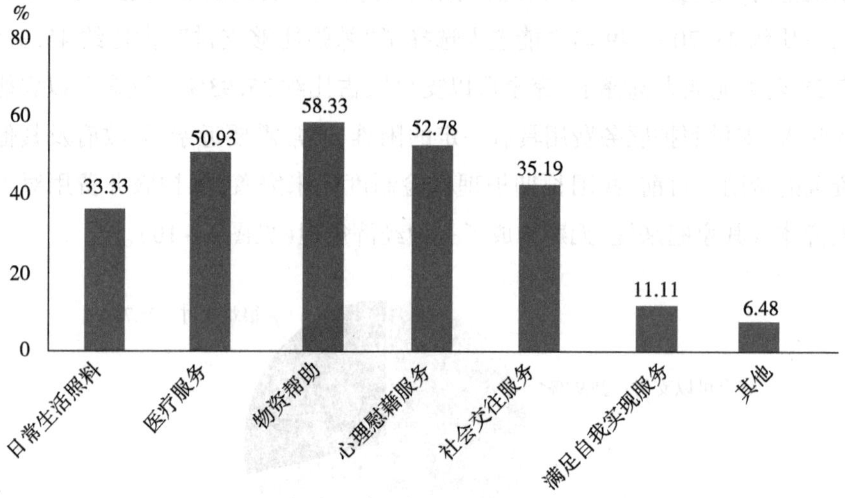

图1-11 失能老人长期照护服务需求

(2)失能老人长期照护服务需求影响因素分析

此次研究以问卷调查结果为依据,分析年龄、失能程度、城乡分布、成年子女数量以及经济水平等对失能老人长期照护服务需求的影响。

①文化程度对老年长期照护服务需求的影响

如"您的受教育程度"与"您目前的长期照护服务需求"的交叉分析图(图1-12)所示,"本科及以上"的高学历失能老人在"心理慰藉服务"与"社会交往服务"的需求方面,明显高于学历为"大专"以下的失能老人。受教育程度一般会影响自我认知与情绪调节。文化程度高的失能老人往往具有更复杂的自我认知体系,其社交需求更偏向于精神层面的交流。问卷统计结论也印证了此观点:文化程度越高的失能老人,对于精神层面的需求也越高,呈现正相关关系。

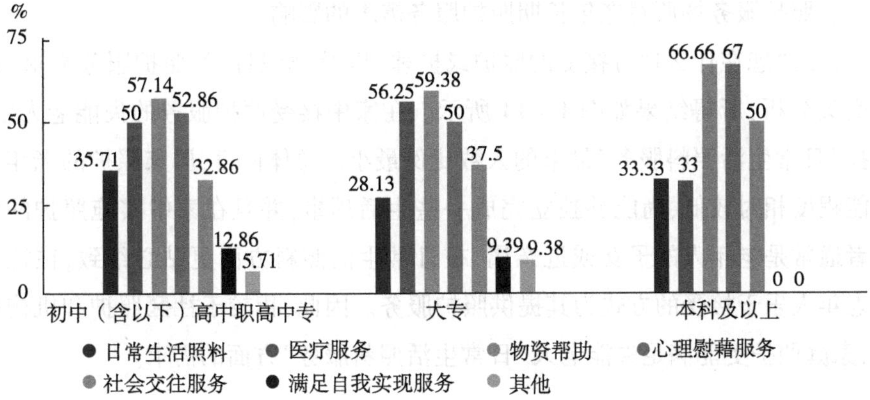

图1－12　“您的受教育程度”与“您目前的长期照护服务需求”的交叉分析

②失能程度对老年长期照护服务需求的影响

如“您目前的失能程度”与“您目前的长期照护服务需求”的交叉分析图(图1－13)所示,老人的失能程度越高,对“医疗服务”的需求越大,人数呈现上升趋势。由此可见,失能程度的加重与“医疗服务”的需求呈现正相关关系。随老人失能程度的加重,对“心理慰藉服务”和“社会交往服务”的需求降低,呈现下降趋势。由此可见,失能程度与“心理慰藉服务”以及“社会交往服务”等需求呈现负相关的关系。

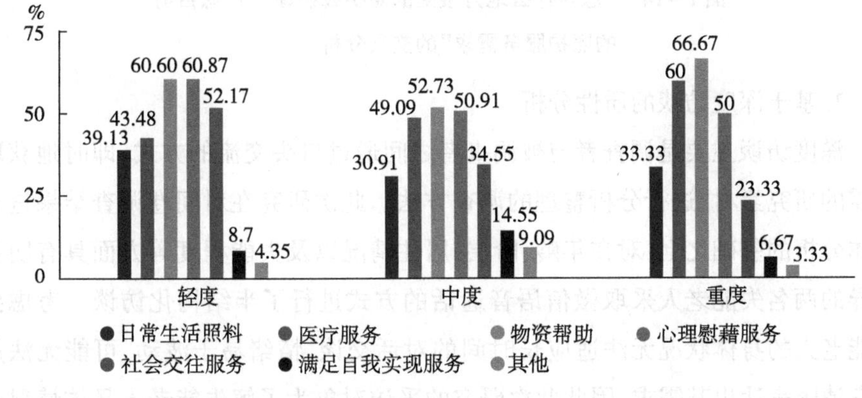

图1－13　“您目前的失能程度”与“您目前的长期照护服务需求”的交叉分析

③照护服务场所对老年长期照护服务需求的影响

针对“您在什么地方接受的照护或护理”以及“您目前的照护服务需求”进行交叉分析,所得结果如图 1 - 14 所示。在家中接受照护服务的失能老人中,选择“日常生活照料服务”需求的人数比例最小。总体而言,居家照护的老年人失能程度相对较低,尚能够独立完成一些生活琐事,并且在家中实施照护的照护者通常是老年人的子女或近亲属,在日常生活照料方面更贴心细致,往往会以老年人乐于接受的方式为其提供照护服务。因此,相较于社区照护和机构照护,家庭照护更能满足失能老人“日常生活照料服务”方面的需求。

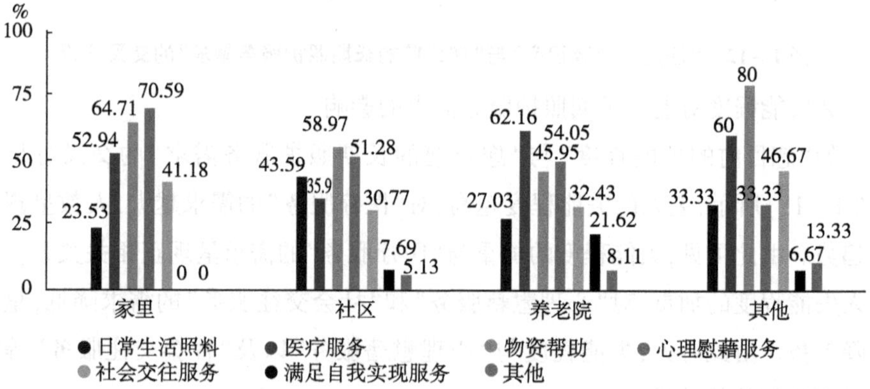

图 1 - 14　“您在什么地方接受的照护或护理”与“您目前的照护服务需求”的交叉分析

2. 基于深度访谈的质性分析

深度访谈主要是调查者与被调查者之间通过口头交流的方式,即时地获取所需的研究素材,进行分析整理的调查方法。此次研究在对问卷调查结果进行具体分析的基础之上,对在年龄、阶层、居住情况以及失能程度等方面具有明显差异的两名失能老人采取微信语音通话的方式进行了半结构化访谈。考虑到失能老人的身体状况无法适应长时间的对话交谈,情绪易于波动,可能无法用语言清晰表达出其需求,因此此次研究的采访对象为了解失能老人具体情况的家属。课题组在进行正式访谈之前草拟了访谈提纲,在围绕访谈大纲的前提下,与调查对象进行日常式提问,通过其回答的内容,引导式地进行衍生发问,以了解到更多相关细节。课题组对访谈内容进行了整理,具体内容如下所示。进行深入访谈对象的基本情况如表1-1所示。

表1-1　访谈对象的基本情况

编号	性别	年龄	居住地区	居住情况	子女、配偶情况	失能情况	照护方式	访谈方式
01	女	72岁	城市	与子女同住	三名子女,丧偶	轻度失能,行动不便,长期居家,患有手术后遗症及轻微慢性病	家庭照护	微信语音
02	女	80岁	农村	与配偶同住	有配偶,两名子女	重度失能,有高血压、白内障等慢性病,视力听力都明显下降,经常出现头晕现象,腿脚不灵便	家庭照护	微信语音

对访谈对象01的具体访谈内容如下:

Q1:您母亲现在的身体状况怎么样呢?

A1:就是两年前吧,摔过一次,把胳膊摔了,近一年腿也出现了毛病,在行走方面不是很方便,半年多时间没有出过门了,已经影响到她的基本生活了。之前她做过手术,因为当时医疗条件跟不上,手术的后遗症还挺大的,有时候下雨的话她就觉得比较难受,身上伤口会疼。这几年明显身体大不如前了。

Q2:请问您母亲平时看病方便吗?

A2:相比于农村来说肯定是要方便一点的,但是因为她年纪大了,进医院之后很多东西不懂,多少还是有一些不方便。她有农保,但是最近几次带她去检查,做的CT、核磁共振、查血(项目),全面给她检查了一下,还是要花几千块钱,门诊的钱医保报销不了的,大部分的钱还是要我们自己支付,对于老年人来说心里还是觉得不舒服的,觉得花了钱又没有看好病。主要是由于疫情原因也没有办法带她到省医院去看,在我们县城的医院每次看了病、开了药也没有什么效果,她的腿疼也没有得到缓解,现在还是不常出门。

Q3:您母亲平时有没有自己的社交圈进行娱乐活动呢?

A3：我母亲平时的性格还是比较外向的。在生病之前，她还是有很多活动的，经常在外面跳跳舞啊，打打牌啊，过得还是很开心的。但是最近由于身体的原因，不方便出门，一般自己待在家里的时间比较多。

Q4：请问您作为家里人，有没有关注过老人的心理健康？

A4：关注，不过还是存在代沟嘛，而且老年人害怕子女担心她的身体，很多东西她都不愿意说，就憋在心里。像现在她腿疼，也不愿意出门，就是我们偶尔陪她聊聊天或者打打麻将，不过还是感觉得出来她比较孤独。

Q5：您认为您母亲更愿意接受哪一种照护服务？

A5：按照老年人的传统观念来说的话，她肯定还是愿意在家（接受照护服务），她觉得如果把她送到养老院去，是因为子女不孝顺，儿女不愿意照顾她。

Q6：那您作为子女，愿不愿意把老年人送到养老院去照护呢？

A6：其实我们作为子女，还是愿意把老年人送到养老院去照料的。现在有很多养老机构做得很好，从专业角度、服务质量各方面来说还是可以。服务好一点的，价钱高，这是肯定的。价格低一些的机构，专业度啊，服务质量那些就差一些了。不过我觉得把老年人送到养老院去还挺好的，至少来说她就有专人照顾了，还有同伴跟她玩，她也会开心一些。

Q7：请问您认为您母亲现在最需要的是哪一方面的服务呢？

A7：可能更需要的是日常生活照料和心理慰藉方面的服务吧。像我们子女毕竟不是专业的照护人员，很多东西我们也不懂，只能根据老年人表述的症状来进行相应的关注和照护，而且我们也有自己的工作，很多时候可能无法事无巨细地照顾到老年人。另外就是老年人的心理健康问题，我们三个子女都非常惦记，因为我父亲去世得比较早，所以她很多时候可能会觉得有些孤独。

Q8：您对现在的老年长期照护服务有没有什么建议呢？

A8：我觉得呢，还是医疗服务要跟上，现在去趟医院对于老年人来说真的是很麻烦。对于老年人来说，她不是很会用智能手机，这成了看病的一个很大的困扰，有的时候她就觉得宁愿难受、挨疼，也不愿意去医院。我想提个建议就是，去医院可不可以有导医或者志愿者，帮老年人填写一些表格和怎么去就医，这个可能会好一点。

对访谈对象02的具体访谈内容如下：

Q1：请问您母亲目前的身体状况怎么样呢？

A1：老年人嘛，有一些疾病，主要表现在这几个方面：第一，视力下降，眼睛看东西看不清楚；第二，她经常出现头晕的现象；第三，她现在腿脚不太灵便，走路有点障碍；第四，听力有明显的下降，即便我们给她佩戴了助听器，但是老年人用不习惯，效果也不是特别明显。还有湿冷湿热这种天气变化对她身体影响也是蛮大的。她现在这种身体状况都已经持续很久了，应该有几十年了吧。

Q2：您母亲平时看病方便吗？看病支出大吗？

A2：看病不是特别方便，农村嘛，医疗条件跟不上，想看病都要到县城里面去看。看病支出方面，应该占她全年支出的70%吧。她有农保，能减轻一些经济负担，但是很多费用还是报不了，需要我们自己支付。

Q3：您母亲现在接受的医疗服务对她的病痛有没有明显疗效？

A3：没有太明显的效果，因为这些都是长期的、日积月累的疾病。“冰冻三尺非一日之寒”吧，所以想要短期内解决病痛也是不可能的。一般哪儿不舒服了就去挂个点滴或者扎个针，短暂地缓解一下疼痛，回来之后因为别的原因，病情又会反复，就这么一个状况。

Q4：请问您母亲平时有没有社交圈进行娱乐活动呢？

A4：社交圈有，但是不多。她们这个年代的人，好多该“走”的“走”了。再加上2008年地震以后，我们那边需要搬迁，好多邻居朋友都分开了。另外，她本身听力、视力也不太好，腿脚不太灵便，交往娱乐这块就减少了很多。

Q5：请问您认为您母亲目前更愿意接受哪一种照护服务？

A5：作为她现在来讲呢，最想要的肯定还是家庭照护，要是把她送到社区或者是机构照护的话，她还不太愿意。她就想在自己土生土长的地方接受照护，不愿意挪窝。

Q6：您作为子女，您有想过将您母亲送到养老机构进行照护吗？

A6：想过。对我们来讲，想要她得到更好的服务，养老机构提供的照护服务肯定是比在家里专业的。不过还是尊重老年人的选择。

Q7:您对老年长期照护服务方面还有没有什么需求或建议?

A7:我觉得对于失能老人来说他们面临的最大的问题就是孤独,特别渴望情感上的关怀。第一,想呼吁政府或者有关部门,能够对老人给予更多的关怀和关爱。第二,希望有些社区给老人开辟一些老人专栏,为行动不便的老人提供行人专道,还希望有机构对他们进行一些帮扶。第三,希望能给老人建立一个监测体系,运用网络、云、大数据,对他们的疾病智能化、科学化地进行防控。有定点的医院、机构进行监测,发现问题及时进行通知。第四,希望建立老人的一站式帮助服务机构,因为老人存在多方面的疾病,可能会有很多突发情况,在这些情况发生时,若有帮助服务机构存在的话,他们不至于觉得孤立无援,被社会所抛弃。第五,希望给老人多一些关怀,有更多的志愿者可以去探望老人,给老人提供帮助。社区逢年过节的时候可以举办一些小活动,让老年人聚在一起聊聊天,让他们感受到国家和社会的关怀,毕竟他们也曾经为这个社会付出了很多。

访谈总结:通过对两位受访者的访谈内容进行分析,从表1-2中可以明显看出城镇、农村的失能老人在长期照护服务需求方面存在共性和差异。老年人受传统观念影响较大,更倾向于家庭照护;对生活照料和精神慰藉方面的照护服务需求较大。由于城镇的物质生活条件、医疗卫生保障水平以及居民健康意识普遍高于农村,所以城镇老人的失能率低于农村老人,且对照护服务的质量要求更高,接受度更大。农村失能老人受家庭经济情况和政府财政支持等因素的影响,在医疗保障服务方面的需求明显高于城镇老人。近年来,我国对于老年长期照护服务的关注越来越多,医养结合机构等专业的照护服务机构数量增多,提供的服务也呈现多样化、个性化的特点,但机构照护仍然存在机构床位"利用率"不高,专业化水平低,护理人员素质良莠不齐的问题。而失能老人更乐于接受的家庭照护,由于其配偶、子女或近亲属缺乏照护的专业性,并且存在难以监督服务供给的数量和质量,标准化供给水平不高等方面的弊端,仍有相当的改进空间。综上可以看出,现阶段的老年长期照护供给难以满足失能老人多样化的照护需求。

表 1－2　城镇、农村失能老人长期照护服务需求异同点

相同点	大多倾向于家庭照护;所需要的长期照护服务内容仍以生活照料和精神慰藉为主
不同点	城镇老人失能率低于农村老人失能率;城镇失能老人对老年长期照护服务内容的专业化和多样性要求明显高于农村失能老人;城镇失能老人对机构照护的接受度高于农村失能老人;农村失能老人的医疗保障服务需求明显高于城镇失能老年人

3. 老年长期照护服务需求特征

(1)日常生活照料需求

失能老人由于身体活动受到限制,在一定程度上生活无法自理。于是,日常生活照料需求成了最基础、最重要的需求。国家医保局办公室会同民政部办公厅印发了《长期护理失能等级评估标准(试行)》,将长期护理失能等级评估标准指标分为 3 个一级指标和 17 个二级指标,一级指标为日常生活活动能力、认知能力、感知觉与沟通能力,二级指标包含进食、穿衣、时间定向、沟通能力等 17 项;失能等级划分为 0—5 级。在提供照护服务前,需对失能老人进行测试,确定其失能等级,有针对性地对其进行日常生活照料服务。日常生活照料主要包括洗衣、做饭、帮助购物等,对于重度失能老人还需要帮助其刮胡子、排泄、洗澡、移动等生活琐事。提供周到的日常生活照料服务,是提高失能老人生活质量的基础。

如图 1－15 所示,在此次问卷调查中,有 30 名失能老人对目前的日常生活照料方面的照护服务表示“非常满意”,占比约 27.78%;有约 25.93% 的失能老人选择“满意”;有约 16.67% 的失能老人对这方面服务表示“一般”;另外分别有约 10.19% 和约 19.44% 的失能老人对日常生活照料方面的照护服务表示“不满意”和“非常不满意”。

通过“您在什么地方接受的照护或护理”与“您对目前照护服务在日常生活照料方面的满意程度”的交叉分析图(见图 1－16)可以明显看出,家庭照护在日常生活照料方面的满意程度远远超过社区照护和机构照护,这表明失能老人认为在家中获得的日常照料更为贴心和舒适。

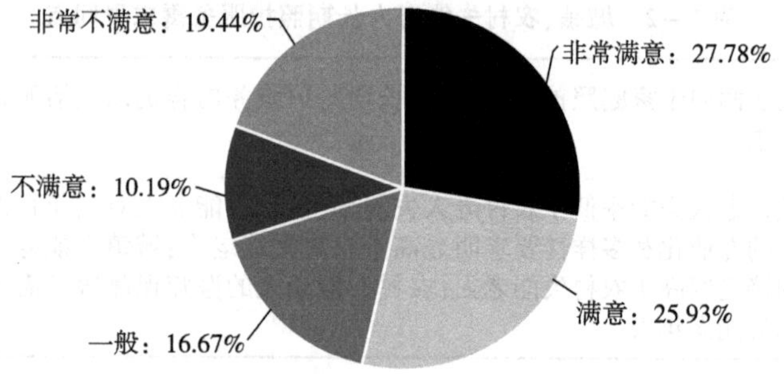

图 1－15 老年长期照护服务在日常生活照料方面的满意程度

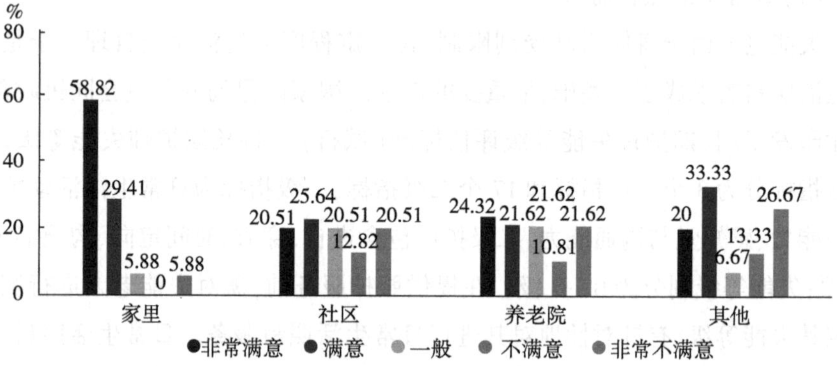

图 1－16 "您在什么地方接受的照护或护理"与"您对目前照护服务在日常生活照料方面的满意程度"的交叉分析

(2)情感慰藉需求

情感慰藉需求是失能老人的重要需求之一。随着年龄的增长，老年人的社交范围减小，再加上身体机能的衰退，社交活动越发局限。另外，部分失能老人由于子女外出工作，长期独居在家中，成为"空巢老人"，易患抑郁症、焦虑症等精神类疾病，对身体健康造成更大的伤害。精神慰藉能够帮助失能老人缓解心理上的压力，减轻身体痛苦带来的负面情绪，因而失能老人精神方面的需求也不可忽视。子女、亲人应多与老年人交流；社区应为老年人提供社交场所和娱乐设施；养老机构应大力开展休闲娱乐活动，培养工作人员的专业素养，多与老年人进行有耐心的沟通服务，还应设置心理疏导区，为需要帮助的老年人进行心理咨询。

在此次问卷调查中，如图 1－17 所示，有 24 名失能老人对目前照护在情感慰藉方面的服务表示“非常满意”，占比约22.22%；有29名失能老人表示“满意”，占比约26.85%；认为情感慰藉方面服务“一般”的失能老人有27名，占比约25.00%；而选择“不满意”及“非常不满意”的失能老人分别有13名和15名，占比分别约为12.04%和13.89%。

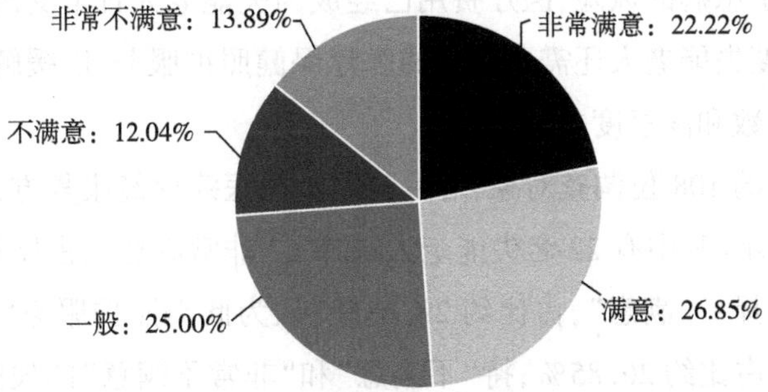

图1－17　老年长期照护服务在情感慰藉方面的满意程度

如“您在什么地方接受的照护或护理”与“您对目前照护服务在情感慰藉方面的满意程度”的交叉分析图（图1－18）所示，社区照护和机构照护的情感慰藉服务满意度明显高于家庭照护。社区和养老院通常会有固定的心理咨询师定期对老人的心理状况进行测评，同龄老年人一起进行娱乐活动，也可以缓解抑郁、烦闷的情绪。而在家中进行照护，失能老人少有机会参加社交活动，情绪难以排解，精神层面的需求更为突出。

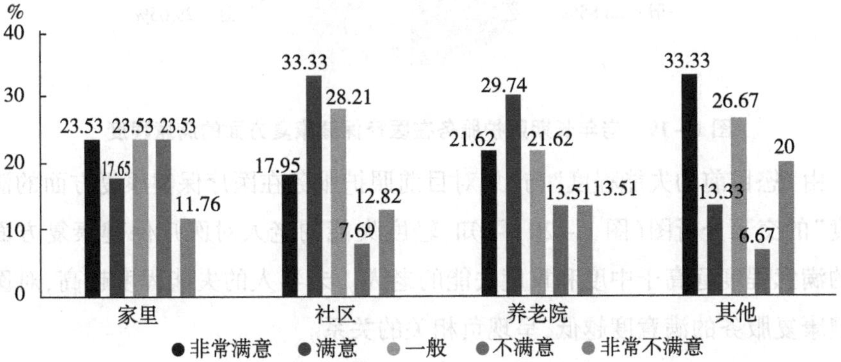

图1－18　“您在什么地方接受的照护或护理”与“您对目前照护服务在情感慰藉方面的满意程度”的交叉分析

(3)医疗保健康复需求

失能老人的身体机能大多存在问题,由于患有高血压、心脑血管疾病、糖尿病、残疾、白内障等慢性疾病,时常会遭受病痛折磨。由此看来,医疗保健康复需求就显得尤为重要。随着年龄的增长,人体各个器官逐渐衰退,免疫系统功能下降,增加了患病的风险,医疗费用已经成为失能老人日常支出的重要部分。除此之外,重度失能老人还需要专业的医疗保健照护服务,以缓解病痛折磨,提升生活幸福指数和满意度。

此次调查的108位调查对象,对目前照护在医疗保健康复方面的满意程度如图1-19所示,其中有22名失能老人选择了“非常满意”,占比约20.37%;32位失能老人选择了“满意”,占比约29.63%;认为此类照护服务“一般”的失能老人有29名,占比约26.85%;持“不满意”和“非常不满意”的失能老人人数分别为12名和13名,占比分别约为11.11%和12.04%。

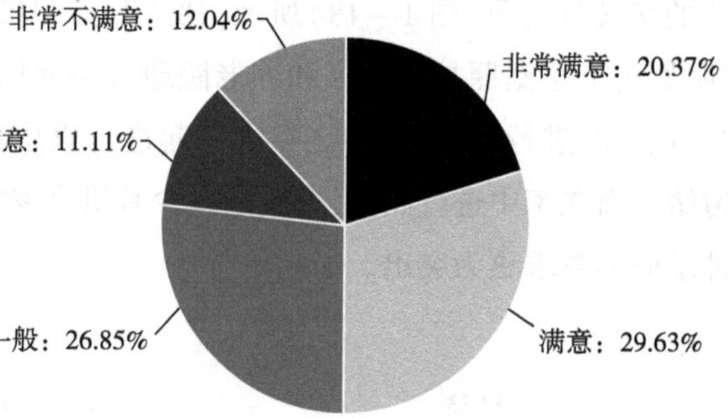

图1-19　老年长期照护服务在医疗保健康复方面的满意程度

由“您目前的失能程度”与“您对目前照护服务在医疗保健康复方面的满意程度”的交叉分析图(图1-20)可知,轻度失能的老人对医疗保健康复方面服务的满意程度远高于中度和重度失能的老人。老年人的失能程度越高,对医疗保健康复服务的满意度越低,呈现负相关的关系。

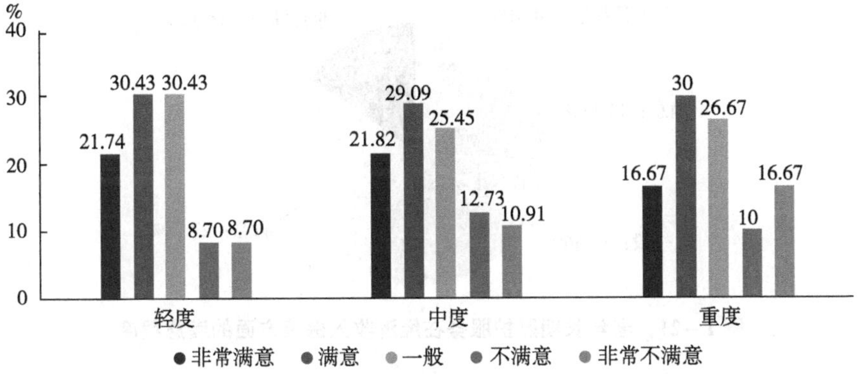

图1-20　“您目前的失能程度”与“您对目前照护服务在医疗保健康复方面的满意程度”的交叉分析

(4)经济收入保障需求

由于年老体衰,许多失能老人失去了工作能力,难以通过劳动获得经济收入,而且沉重的医药费用和照护成本等,致使其处于入不敷出、捉襟见肘的状态。这种情况不仅加重了失能老人自身的经济压力,还可能影响到其子女的生活质量,有时需要子女为其提供经济支持。

此次问卷调查中,对目前照护服务在经济收入保障方面的满意情况如图1-21所示,选择“非常满意”和“满意”的失能老人分别有17名和30名,所占比例分别约为15.74%和27.78%;认为该类服务“一般”的老年人有33名,占比约为30.56%;对经济收入保障方面服务“不满意”及“非常不满意”的失能老人人数分别为12名和16名,占比分别约为11.11%和14.81%。

我国需要加强对老年人经济收入的保障,以减轻失能老人在经济上的后顾之忧。习近平总书记在党的二十大报告中指出:“实施积极应对人口老龄化国家战略,发展养老事业和养老产业,优化孤寡老人服务,推动实现全体老年人享有基本养老服务。”可以通过提升城乡居民养老保险保障水平、设置家庭养老床位及医疗设施、提供实惠的多样化上门服务等方式来提升被照护者在老年长期照护服务经济收入保障方面的满意度。

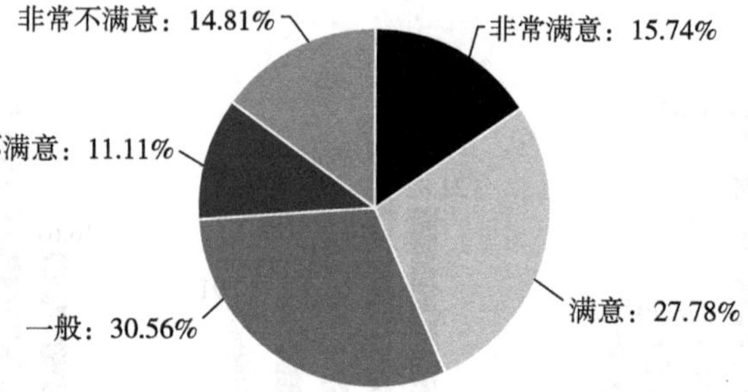

图 1 - 21　老年长期照护服务在经济收入保障方面的满意程度

二、老年长期照护服务绩效评估现状分析

参照需求评估结论，从评估机构、评估内容、评估指标等方面掌握老年长期照护服务的绩效评估状况，梳理绩效评估中存在的诸如专业化评估机构缺乏、评估内容单一、评估指标不规范等问题并分析原因，可以破解老年长期照护服务出现的"供需错位"困境。

（一）老年长期照护服务供给现状

1. 家庭照护

此次调查问卷中的第 22 个问题："您希望接受什么样的照护服务？"的结果如图 1 - 22 所示，其中选择居家服务的比例约为 30.56%，占比最大；选择社区服务的占比约 26.85%；选择机构服务的占比约 17.59%。这表明失能老人更愿意在家中接受照护服务，居家照护仍是目前老年长期照护服务的首选。

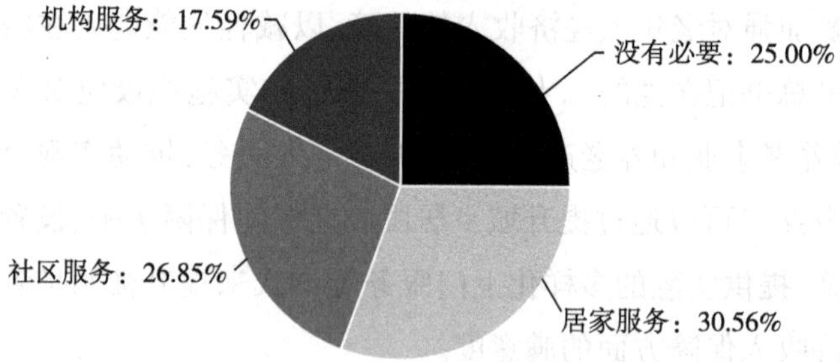

图 1 - 22　失能老人期望接受的照护服务方式

我国《宪法》《民法典》《老年人权益保障法》等明确规定了子女对父母有赡养、扶助和保护的义务。赡养义务包括经济上的供养、生活上的照料和精神上的慰藉等多个方面。受养儿防老、血浓于水等我国传统观念的影响,家庭作为社会的基本单元,依旧是最为关键、最为基础的养老依托之所。在父母身患疾病、行动不便时,更愿意让子女来照护;与此同时,子女对父母怀有养育之恩,“百善孝为先”是中国传统的思想观念,子女理应在父母年老患病时恪尽孝道,提供照护服务就是其履行赡养义务的重要内容。“孝”不仅是物质上的供养,更体现为生活上的关怀和照顾。受中国家庭观念和孝文化的影响,家庭仍然在失能老人长期照护服务中扮演着极为重要的角色,且短期内不会有减弱趋势。此次研究问卷调查显示,在接受家庭照护服务的对象中,失能老人的配偶、子女以及近亲属是老年长期照护服务最重要的提供者。

2. 社区照护

社区照护是连接机构照护与家庭照护的桥梁,可以有效整合机构照护和家庭照护的部分优点。社区照护是在政府的主导下,通过整合社区、社会服务机构以及志愿者组织和康复医院等,使失能老人能够在不离开长期生活的熟悉的社区环境的情况下,接受生活照料和医护服务的模式。社区照护以社区为基础,整合正式与非正式资源,为失能老人提供专业化的照护服务,确保其能够在熟悉的环境中得到适当的照顾和支持,提高被照护者的生活质量。因此,社区照护应是未来解决失能老人长期照护的优先选择。

该研究的调查问卷结果显示,目前社区照护仍然存在诸多有待改进之处。问卷设置的第 16 个问题“您是否享受或利用社区为您提供的服务”的结果如图 1－23 所示,其中仅 42 名失能老人选择了接受过社区提供的服务,占比仅约 38.89%,不足半数;剩下 66 名失能老人都未曾接受过社区提供的服务。这明显说明社区服务并不具有普遍性,社区照护的优势尚未完全发挥出来。

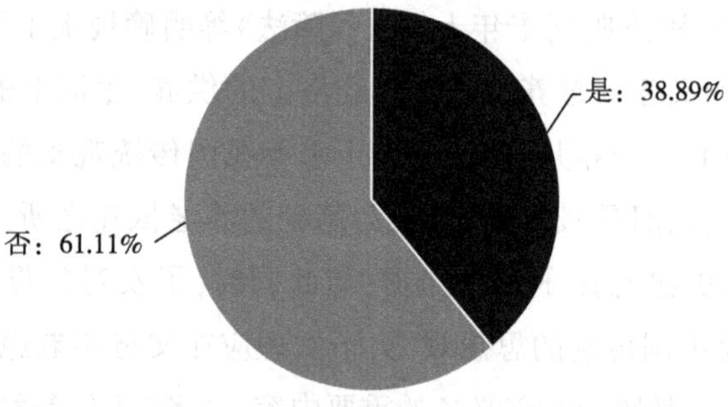

图 1－23 是否接受过社区服务

问卷设置的第 17 个问题"您所在的社区开展的老年照护服务"的调查结果如图 1－24 所示，各调查对象所在社区提供"送餐服务""上门康复护理""日间照料"服务的占比大，提供"上门照顾""陪聊""替老人购物"等服务的社区较少，还有 7.41% 的社区没有开展老年照护服务。调查结果表明，我国目前社区照护服务并不成熟，满意度低，提供服务的种类匮乏，大多只能提供日常生活方面的照护，而对于失能老人的情感需求和社会交往需求等方面的关注度低，未能充分利用社区照护的优势，为失能老人群体提供更丰富的服务。

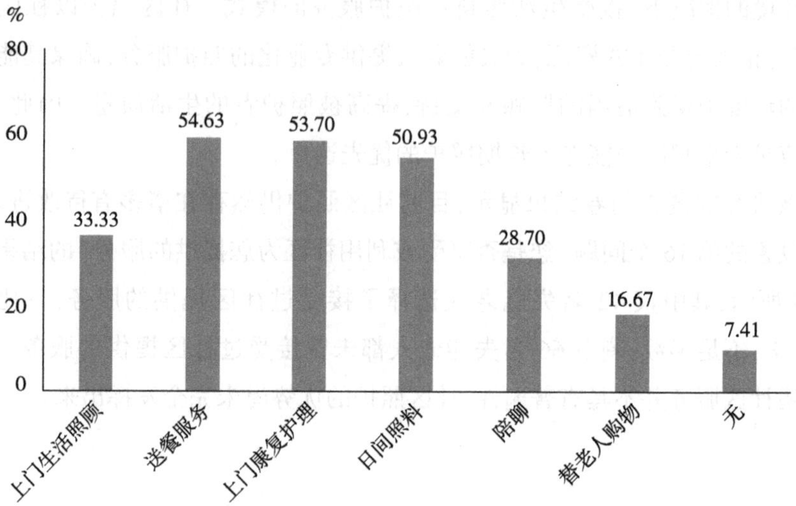

图 1－24 所在社区开展的老年照护服务

3. 机构照护

机构作为老年长期照护服务的主要提供者,包括养老机构、医疗机构以及医养结合的机构等。"截至2023年底,全国共有各类养老机构和设施40.4万个,养老床位合计823.0万张。其中:注册登记的养老机构4.1万个,比上年增长0.5%,床位517.2万张;社区养老服务机构和设施36.3万个,床位305.8万张。"①这一情况较之前已有明显提升,而相较于发达国家,如瑞典、德国、日本等,床位数水平还相差甚远。机构照护具有一定的专业性和多样性,应是将来长期照护服务完善的一大方向。然而,如今机构照护还存在很多问题,如机构照护供给不足,缺口较大,提供的服务有限,无法满足庞大的入住需求,"一床难求"的现象时有发生;长期照护机构服务人员短缺,服务态度差,服务质量良莠不齐,养老机构服务人员虐待入住老人的事件时有发生,导致养老机构的口碑和大众接纳度持续下滑。

我国长期照护机构从所有制性质和运营模式上可以分为以下四类:分别是营利性机构、民办非营利性机构、公办公营机构和公办民营机构。据中国社会科学院经济研究所课题组的"全国长期照护机构抽样调查数据"可知,民办非营利性养老机构在全国范围内分布最为广泛,占调查机构数的70.36%,②与此对应,其入住老人数与入住不能自理老人数都占比最大(如表1-3所示)。由此看来,民办非营利机构是我国养老机构的最重要的组成部分。

表1-3　我国养老照护机构的分布情况

机构类型	调查机构数	床位数	职工人数	入住老人数	入住不能自理老人数
营利性	3.46%	6.80%	7.38%	7.61%	6.92%
民办非营利性	70.36%	65.80%	64.67%	65.01%	69.38%
公办公营	17.73%	20.46%	21.41%	20.96%	18.27%
公办民营	8.45%	6.94%	6.54%	6.42%	5.43%

资料来源:王震:《剖析:我国长期照护服务的真实现状》,载搜狐网2018年9月26日,https://www.sohu.com/a/256318581_439958。

① 中华人民共和国民政部:《2023年民政事业发展统计公报》,载中华人民共和国民政部官网,https://www.mca.gov.cn/n156/n2679/index.html。

② 参见王震:《我国长期照护服务供给的现状、问题及建议》,载《中国医疗保险》2018年第9期。

失能老人大多没有固定的经济收入来源，主要的生活来源依靠子女的赡养费、养老金、政府补助等。多数老年人生活较为节俭，特别是失能老人，由于医疗费用等的经济压力，养老机构的价格高低成为失能老人选择的一个重要指标。如图 1－25 所示，养老机构对失能老人的月平均收费为 2604 元，而对自理老人的月平均收费为 1636 元。可以明显看出，养老机构对失能老人的收费远高于自理老人。除此之外，在地域分布方面，东部地区的平均收费价格要高于中部和西部地区。如北京的养老机构对失能老人的月收费高达 36,400 元[①]，对自理老人的月收费最低也需要 3500 元[②]。相比较来说，青海的养老机构对失能老人的月收费在 1500 元至 5000 元[③]，这体现了不同地域间养老机构收费的巨大差异。

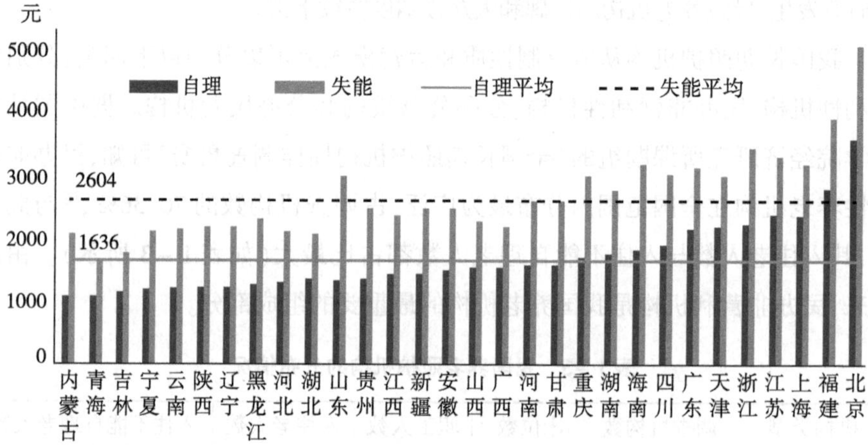

图 1－25　我国养老机构的收费情况

资料来源：王震：《剖析：我国长期照护服务的真实现状》，载搜狐网 2018 年 9 月 26 日，https://www.sohu.com/a/256318581_439958。

---

① 参见《北京失能养老院月费多少，北京不能自理老人每月收费 2024》，载搜狐网 2024 年 7 月 12 日，https://www.sohu.com/a/792820779_121987002。

② 参见《北京市大兴区福顺养老院地址，福顺养老院联系电话及收费标准简介 2025》，载搜狐网 2025 年 1 月 8 日，https://news.sohu.com/a/846714081_122116734。

③ 参见《青海养老院排名前十及收费标准》，载暮葛网，https://www.myanglao.cn/sou/qh/，最后访问日期为 2025 年 1 月 11 日。

(二)基于民事案件的描述性统计分析

1. 涉失能老人群体的民事案件概况

中国人口老龄化问题严峻,老龄化发展将继续呈现出老年人口增长快,规模大及"长寿不健康"等特点。近年来,失能老人的数量不断增加,最新公布的一项研究评估显示,2021—2023 年全国 60 岁以上失能人数达到 4654 万人,[①]其生活能力或认知能力存在障碍,与此相关的民事纠纷频发。为此,此次研究以相关司法案例为研究对象,对涉及失能老人群体的民事案件进行了梳理。检索策略为:以北京北大英华科技有限公司司法案例数据库(以下简称北大法宝)中的裁判文书为检索对象;时间范围为 2015—2022 年;检索目标为涉失能老人民事案件的判决书。排除标准为:①缺乏案件关键信息的裁判文书;②审理程序为特殊程序;③重复案件。最终得到符合条件的案例 123 件,全部纳入分析。

(1)涉失能老人民事案件的类型归纳

如图 1 –26 所示,目标案件中涉失能老人的民事案件主要集中于失能老人与养老机构、医养结合机构及其他机构之间的侵权与合同纠纷,以及失能老人与子女之间的赡养纠纷、财产权纠纷这几类。其中,以养老机构及医养结合机构为被告的案件有 70 件,占比约 57%;其他机构为被告的案件有 12 件,占比约 10%;子女赡养纠纷案件有 22 件,占比约 18%;财产纠纷案件有 19 件,占比约 15%。首先,从案件归纳中可以明显看出,在与失能老人群体相关的典型民事案件中,失能老人与养老机构间发生的民事纠纷所占比例最高。案件分析显示,根据养老机构是否尽到看护、照料、安全保障义务等,其所涉民事法律纠纷包括:①合同纠纷,如北京市丰台区某养老公寓(以下简称某养老公寓)与张某梅等服务合同纠纷案[②]中,张某成入住某养老公寓后,因患股骨颈骨折及褥疮病症导致抢救无效死亡,原被告双方就入住前签订的《养老服务合同》的免责条款产生争议,某养老公寓认为《养老服务合同》中有关于老人骨折、压疮以外的

---

① 参见宋承翰:《老年健康报告:全国失能老人超四千万,农村失能率远高于城市》,载腾讯网 2024 年 4 月 8 日,https://news.qq.com/rain/a/20240408A076V700。

② 参见北京市第二中级人民法院民事判决书,(2021)京 02 民终 16584 号。

免责条款因而不应承担责任，张某梅则认为合同条款是格式合同，免责条款是在排除某养老公寓的主要责任，不发生法律效力。二审法院认为某养老公寓未能尽到合同约定的护理服务，构成违约，其应承担违约责任，维持原判。②侵权责任纠纷，如吉林省某康复中心、李某侵权责任纠纷案①中，吉林省某康复中心并未根据李某的自理能力、精神状况提供相应的护理等级及实行分类服务，李某在被吉林省某康复中心的护工照护过程中摔倒，导致其受伤住院，法院认为吉林省某康复中心存在过错，应当承担侵权责任。其次，近年来由于失能老人数量增加，我国的老年长期照护保险机制还未完善，医疗费用支付压力大，有关子女对失能老人赡养的纠纷也不断增加，如李某1等赡养费纠纷案②中，失能老人朱某身患多种慢性疾病，需要持续支出医疗费用，现阶段朱某的收入不足以负担其合理的生活需求，请求增加赡养费。法院认为成年子女对父母负有赡养、扶助和保护的义务，并根据当地生活水平，朱某的生活、医疗费需求，李某1收入状况及负担能力等因素，酌情判定增加赡养费的数额。

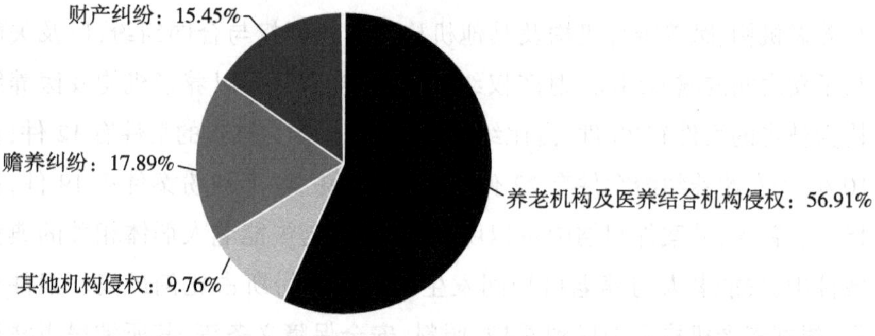

图1－26　2015—2022年涉失能老人群体相关的民事案件

数据来源：北大法宝法律数据库，https://www.pkulaw.com/。

① 参见吉林省长春市中级人民法院民事判决书，(2021)吉01民终5071号。

② 参见北京市第一中级人民法院民事判决书，(2022)京01民终7081号。

（2）民事案件的地域分布情况

2015—2022年案件统计分析（表1－4）显示，我国失能老人群体相关民事案件在地域层面呈现明显特点。将涉及的相关案件按省级行政单位划分，北京市、黑龙江省、山东省是全国发生案件数量排名前三的省级行政单位；而陕西省、甘肃省、新疆维吾尔自治区、内蒙古自治区、天津市发生此类案件的数量较少。将涉及的相关案件按地区划分，数量最多的是华东地区，有37件相关案件发生，占比约30.08%，而发生此类案件数量最少的地区为西北地区，仅有6件，占比约4.88%。

表1－4　地域层面涉失能老人群体相关民事案件分布情况

地区	省份	数量	省份占比	地区占比
华东地区	江苏省	6	4.88%	30.08%
	上海市	3	2.44%	
	浙江省	5	4.07%	
	山东省	13	10.57%	
	江西省	3	2.44%	
	安徽省	7	5.69%	
华北地区	北京市	18	14.63%	17.89%
	内蒙古自治区	2	1.63%	
	天津市	2	1.63%	
华南地区	广西壮族自治区	3	2.44%	8.13%
	湖南省	7	5.69%	
华中地区	湖北省	5	4.07%	6.50%
	河南省	3	2.44%	
东北地区	吉林省	11	8.94%	26.83%
	黑龙江省	15	12.20%	
	辽宁省	7	5.69%	

续表

地区	省份	数量	省份占比	地区占比
西北地区	陕西省	2	1.63%	4.88%
	甘肃省	2	1.63%	
	新疆维吾尔自治区	2	1.63%	
西南地区	四川省	3	2.44%	5.69%
	重庆市	4	3.25%	

数据来源：北大法宝法律数据库，https://www.pkulaw.com/，最后访问日期为 2024 年 12 月 10 日。

综合分析上述情况发现，我国失能老人群体相关民事案件在地域上呈现以下特点：①东北三省发生相关案件的数量占比约为 26.83%，这主要是由于东北地区老龄化程度较为严重，具有出生率下降、人均寿命延长、人口流动性大的特点，其连续 5 年人口自然增长率为负数。这一现状决定了东北地区失能老人群体相关的民事案件频发。②经济发展程度越高的城市发生相关案件的比例越大，并且东部地区发生相关案件的数量远高于西部地区。北京作为我国的首都和一线城市，此类案件发生的比例高达 14.63%，东部地区的发展水平普遍高于西部地区，民众受教育程度高，更能理解法治的意义，维权意识较强。而经济程度较差的地区，受“无讼是求”的观念影响，以及难以支付诉讼费等相关的原因，通常不会选择通过提起诉讼来维护自身合法权益。③案件分布情况与省市的人口数量并无直接关系，广东省、山东省、河南省是我国人口数量排名前三的省份，这三省共拥有全国约 20% 的人口，但与失能老人群体相关的民事案件占比却不成正比。由此看来，影响案件分布的决定性因素不是人口密度，而是民众的法律意识、社会的法治环境。法治意识越普及的地区，相关案件分布越多，民众更愿意用法律武器来维护自身权益。

(3) 民事案件审级层面对比情况

我国《民事诉讼法》第 10 条规定，人民法院审理民事案件实行两审终审制，即同一案件经过两级人民法院审理即终结。我国建立的不同审级的人民法院满足了不同的需求，节约了审判资源，有利于案件的高效审理，能够有效保护当事人的合法权益。在这种审理模式下，当事人若对案件的审判结果不满意，可以向上级人民法院上诉；上级人民法院也能够监督下级人民法院的审理行为，保证司法公正的实现。

在123件失能老人侵权案件中，一审程序案件共76件，占比62.81%；二审程序案件共41件，占比33.88%；再审及审判监督程序案件共4件，占比3.31%。经过一审、二审和再审程序裁定后，在失能老人与养老机构的纠纷中，养老机构完全承担责任的有8件，占比14.29%；不承担责任的有7件，占比12.50%，案例数不相上下；而养老机构部分承担责任的有41件，占比73.21%，远大于养老机构全责和养老机构无责任的案例数。从审判实践看，养老机构承担全部责任或完全无责任的案例相对比较少见。裁判结果表明，多数原告都会有一定的赔偿或补偿。法院根据案情、适用法律规范，综合考虑多方因素认定，即便不支持原告的全部诉讼请求，也会判决被告承担部分责任，其余损失归原告本人负担，因此各个审级案件中养老机构承担部分责任情况比较多。例如，高某与磐石市某养护中心生命权、健康权、身体权纠纷案中，2018年10月15日，高某（乙方）与某养护中心（甲方）签订了供养服务协议，协议规定由某养护中心为高某提供相应的供养服务。2019年2月9日，高某之子带领高某因病到医院诊治，住院治疗共计68天，花费医疗费共计11,003.78元。原告主张高某在某养护中心集中照护，却意外受伤，某养护中心作为专业的照护服务机构，是场所的提供者和管理者，本应履行其照护、监护义务，保障其安全，却未尽其责，应当予以赔偿。法院审理判决如下：一、某养护中心自判决发生效力之日一次性赔偿高某医药费、护理费、伙食补助费等各项损失20,556.41元；二、驳回高某其他诉讼请求。在失能老人与其他机构侵权纠纷中，其他机构完全承担责任的有2件，占比15.38%；不承担责任的有2件，占比15.38%；其他机构部分承担责任的有9件，占比69.23%，远大于其他机构全责和其他机构无责任的案例数。在失能老人赡养纠纷中，被赡养方责任的有1件，占比3.57%；双方平均承担责任的有11件，占比39.29%；赡养方责任的有16件，占比57.14%，远大于被赡养方责任和双方平均承担责任的案例数。从审判实践看，被赡养方责任和双方平均承担责任的案例相对比较少见。裁判结果表明，多数法院倾向于保护失能老人的基本生活权益，从而判定赡养方承担责任。在失能老人财产侵权纠纷中，失能老人方责任的有 15 件，占比 65.22%；对方责任的有 6 件，占比 26.09%；双方平均承担责任的有 2 件，占比 8.70%。从审判实践来看，失能老人方的责任占据大多数，对方责任和双方共同责任的案例较少。

2. 失能老人与养老机构纠纷分析

在养老机构逐渐普及的背景下，老年人入住养老机构的现象变得更加常见。尤其是失能老人身体较为脆弱，常患有多种慢性疾病，需要养老机构配备专业的医生和护士，定期为老人进行身体检查，及时发现潜在的健康问题，并提供必要的治疗和用药指导。此外，失能老人可能因疾病或意外导致身体功能障碍，如肢体瘫痪、认知障碍等，需要专业的康复训练来恢复或维持身体功能。部分失能老人还需要特殊的护理服务，如鼻饲、导尿、灌肠等。养老机构的护理人员具备较为专业的护理技能和知识，能够熟练操作这些护理项目，确保老人的身体得到妥善的照顾。因此，相较于其他老年群体，失能老人更多地选择入住养老机构。在养老机构履行合同的过程中，失能老人和养老机构产生纠纷的情况也在急剧上升。

此次研究整理了失能老人与养老机构之间所发生的四起相似的一审案件（如表 1－5 所示），案情大致类似，均为受养老机构照护的老人脱离了机构监管后不幸身亡，但最终的判决结果却相去甚远。养老机构对失能老人的人身损害是否承担责任主要取决于老人的失能程度以及养老机构是否履行了法定或约定的照护义务。① 在司法实务中，由于缺乏相关规范，无法明晰养老机构的具体职责，难以严格适用类似《民法典》第 1165 条之过错归责原则，导致实践中存在失能老人家属在无任何证据证明养老机构存在过错的情况下，通过诉讼索要巨额赔偿的案件。不少案件中，法院在未阐明养老机构安全保障义务具体标准的前提下，笼统地认定养老机构违反了安全保障义务；还有一些案件以公平责任原则替代对养老机构是否违反安全保障义务的评判，导致了严重的权利义务不对等。②

① 参见徐银波：《养老机构人身损害赔偿责任之过错认定》，载《法学研究》2023 年第 1 期。

② 参见王雪丹：《养老机构安全保障义务的泛化及重塑》，载《西南政法大学学报》2024 年第 6 期。

表1-5　失能老人与养老机构之间相似民事一审案件裁判情况对比

案件编号	案件名称	争议焦点	判决结果
(2014)牡西民初字第97号	鲍某1、鲍某2与被告牡丹江市博爱失能老人养护中心服务合同纠纷	被告对于鲍某3的死亡是否存在过错	鲍某3作为完全民事行为能力人,对自己的安危有清晰的认知,原告要求被告补偿鲍某3因摔伤所造成的损失无法律依据,对原告的该部分主张不予以支持
(2017)辽0781民初2782号	郗某某、周某甲等4人与凌海市某老人之家、中国人民财产保险股份有限公司某分公司服务合同纠纷	被告对周某戊是否履行了法定的看管、照顾职责	养老院明知周某戊是失能老人,且有离家走丢经历,却未能尽到相应的注意义务,应承担经济损失的60%的责任
(2021)豫0411民初153号	张某磊、张某芝等服务合同纠纷	被告在张某哲入住该养老机构期间对其照护护理过程中是否存在过错;被告过错与张某哲死亡的后果之间是否存在因果关系	被告对张某哲死亡所造成的损失应承担一定的赔偿责任。结合双方的过错及司法鉴定中心所作出的认定,法院酌定被告承担20%的责任
(2019)赣0732民初4412号	朱某蓉与兴国夕阳红老年公寓服务合同纠纷	被告是否存在违约行为	被告的护理人员没有取得相关职业证书,让全失能老人独自进食,导致其噎死,被告提供的“饮食起居照料”服务存在明显瑕疵,构成违约,应承担相应的民事责任

数据来源:北大法宝法律数据库,https://www.pkulaw.com/,最后访问日期为2024年12月10日。

探究“同案不同判”的根本原因可以发现,在确定侵权责任的归属及大小时,过错的认定标准尤为重要。而针对失能老人与养老机构之间频发的纠纷,目前尚缺乏针对失能老人的养老机构照护具体标准,这导致法官在裁判案件时既不能参照适用相关的法律规则又无法依据相关强制性标准,而只能根据案件的具体情况,适用一般性规定,自由裁量权较大。因此设置有效的指标,推动养老机构长期照护供给标准化建设,有助于防止相关司法裁判中公平责任的滥用,平衡老年人权益保护与养老产业发展的关系。

此次研究将目标案例中失能老人与养老机构纠纷中的二审民事案件加以整理，制成了表1－6及表1－7。从这两个表中可以看出，失能老人与养老机构间发生的民事案件在二审时的主要争议焦点在于：(1)养老机构方面是否尽到了必要的安全保障义务，对于损害结果的发生是否存在过错；(2)一审判决对责任比例划分是否适当。有的二审法院以案件事实为依据，以法律为准绳，作出维持原判的决定。如刘某洪、刘某珠与赣州市南康区蟠桃园老年公寓生命权、健康权、身体权纠纷案①中，二审法院认为刘某连的死亡后果系其自身行为所造成，其应当自行承担主要责任；而老年公寓作为专业的养老机构，疏于安全管理，有较轻微的责任，应当承担相应的赔偿责任，一审法院综合考虑该案实际情况，判决结果并无不当，二审维持原判。有的二审法院作出更改一审裁判结果的决定，如刘某星、刘某生命权、健康权、身体权纠纷案②中，二审法院认为，刘某国溺水死亡是意外事件，且主要是其自身原因造成的，一审法院判决由南华养老中心承担35%的责任过高，改判由南华养老中心对刘某国的死亡承担20%的责任。实践中，二审改判并降低机构方责任比例的案件占比较低。

表1－6　失能老人与养老机构纠纷二审后维持原判案件

案件编号	案件名称	争议焦点	判决结果
(2020)赣07民终4556号	刘某洪、刘某珠与赣州市南康区蟠桃园老年公寓生命权、健康权、身体权纠纷	被上诉人是否尽到必要的安全保障义务	维持原判决，即刘某连的死亡结果系其自身行为造成的，主要责任由自己承担。老年公寓作为专业的养老服务机构，疏于管理，存在一定过错，应当承担相应的赔偿责任
(2020)鄂28民终1521号	赵某林、利川华西医院医疗损害责任纠纷	原告在恩施优抚医院的治疗费用是否应当纳入赔偿范围；被告应承担的赔偿责任为多少；上诉理由为被告不适格	驳回上诉，维持原判决。原告自身疾病是造成其损害的主要原因，自行承担85%的责任，被告的医疗行为存在轻微过错，应承担15%的侵权责任

① 参见江西省赣州市中级人民法院民事判决书，(2020)赣07民终4556号。
② 参见河南省商丘市中级人民法院民事判决书，(2020)豫14民终2197号。

续表

案件编号	案件名称	争议焦点	判决结果
(2019)内07民终1193号	牙克石养心园老年公寓与孙某1服务合同纠纷	被告是否履行安全保障义务;上诉理由为老年公寓在管理上尽到了告知和管理义务、孙某1自身过错大于老年公寓过错	综合考量双方的违约行为、孙某1的过错以及两者与损害结果的因果关系,酌定由牙克石养心园老年公寓承担70%的责任并无不当,应予维持

数据来源:北大法宝法律数据库,https://www.pkulaw.com/,最后访问日期为2024年12月10日。

表1-7　失能老人与养老机构纠纷二审后改判一审结果案件

案件编号	案件名称	争议焦点	判决结果
(2020)豫14民终2197号	刘某星、刘某生命权、健康权、身体权纠纷	南华养老中心对刘某国的死亡是否应承担赔偿责任,如应承担,一审判决对责任比例划分是否适当	一审法院判决由南华养老中心承担35%的责任过高,二审法院予以纠正,改判由南华养老中心对刘某国的死亡承担20%的责任
(2020)甘民申2097号	嘉峪关市建设社区卫生服务中心与段某林违反安全保障义务纠纷	卫生服务中心是否尽到安全注意义务;责任比例划分	二审法院确定上诉人承担40%的责任,被上诉人自行承担60%的责任。一审法院确定上诉人承担80%的责任比例过高,予以纠正

数据来源:北大法宝法律数据库,https://www.pkulaw.com/,最后访问日期为2024年12月10日。

综上,失能老人和养老机构之间产生的纠纷,多是由于养老机构服务标准缺失、医养结合保障机制欠缺、养老机构人员职业素养不高等原因导致的,容易造成失能老人摔倒、坠床、猝死等严重事故;同时,在安全风险出现时,没有及时做好应对预案,导致老年人人身损害问题频发。

3. 基于民事案件的老年长期照护服务绩效评估现状分析

基于上述涉失能老人的相关民事案件分析可知,失能老人与养老机构之间发生民事纠纷的比例最大,其纠纷争议焦点主要是养老机构是否履行了应尽的义务,以及责任划分等问题。目前,养老机构除了在设备设施等硬件方面存在缺陷外,更为重要的是,尚未建立起完善的老年长期照护服务绩效评估体系以及在此基础上形成的科学的老年长期照护服务标准体系，对于养老机构有哪些义务并不明晰，进而难以判断养老机构是否存在过错以及是否应当承担责任。

完善老年长期照护绩效评估体系是提升老年长期照护服务供给标准化水平的第一步。但目前我国老年长期照护服务绩效评估仍处于起步阶段，尚未建立起统一的国家标准。《河南省养老服务条例(草案)》中指出要明确政府职责，将养老服务纳入绩效考核体系。上海市根据《关于印发〈上海市预算绩效管理实施办法〉的通知》(沪财绩〔2014〕22 号)(已失效)的要求，对老年长期照护服务绩效进行评估。兰州市根据该市的实际情况制定《兰州市养老服务机构服务质量绩效考核办法》，包括考核依据、考核原则、考核对象、现场考核内容、考核方式、考核步骤等多方面的内容。但现有的制度都以“办法”“条例”或者“通知”为主，法律效力较低，难以形成规范的制度体系，随意性较大。

(三)老年长期照护服务供需分析

如表 1－8 所示，在对城乡老年人口关于长期照护方式选择的调查数据分析显示，选择在“自己家”接受照护的老年人占比高达 63.4%，14.9% 的老年人选择“子女家”作为照护场所，两者合计占比 78.3%；相比之下，选择社区的日托站或托老所的老年人仅占 3.9%，选择养老院的老年人仅 4.0%。这一数据反映出家庭照护在我国老年长期照护中占据着主导地位，社会化照护服务的接受度明显偏低。进一步对老年长期照护服务从家庭照护、社区照护、机构照护三个方面进行供需分析(见表 1－9)，可以看出在老年长期照护服务中，供需不平衡、不匹配的问题明显。究其根源，是因为我国长久以来缺乏对老年长期照护服务的绩效评估，难以发现现有老年长期照护服务中的既存问题；尚未建立起完善的老年长期照护服务需求评估框架，未能精准剖析供需之间的矛盾冲突进而无法从供给侧发力，对服务资源进行优化配置；尚未构建起科学的老年长期照护服务标准化供给体系，导致老年长期照护服务的“供需错位”难题尚待破解。

表1-8　城乡老年人口关于长期照护方式的选择

单位:人

长期照护方式选择	整体	占比	城市	占比	农村	占比
自己家	7231	63.4%	3852	61.4%	3379	65.9%
子女家	1703	14.9%	883	14.1%	820	16.0%
社区的日托站或托老所	439	3.9%	306	4.9%	133	2.6%
养老院	456	4.0%	338	5.4%	118	2.3%
还没想好	1060	9.3%	653	10.4%	407	7.9%
其他(请注明)	0	0.0%	0	0.0%	0	0.0%
无法回答	507	4.4%	238	3.8%	269	5.2%
合计	11,397	100%	6271	100%	5126	100%

数据来源:《中国老年社会追踪调查数据 CLASS(2020)》,载中国人民大学健康中国研究院官网,http://jkzgyjy.ruc.edu.cn/sjzy/CLASSsjsq/index.htm,最后访问日期为2025年1月10日。

表1-9　老年长期照护服务供需分析

供需分析	家庭照护	社区照护	机构照护
需求层面	九成失能老人选择家庭照护模式;农村老人家庭照护模式的意愿更强烈;失能老人选择家庭照护意愿与子女数量呈正相关	呈现"高需求、低利用"的态势;年龄大的失能老人关于社区照护服务的主观需求更为强烈;城镇老人相比农村老人对社区照护服务的需求表达更为显著	在社会大众中的接受度普遍偏低;机构照护服务意愿对老人的生活满意度呈现负向影响
供给层面	家庭规模不断缩小,家庭照护功能弱化;家庭照护无法满足失能老人个性化、多样化的需求;老人高龄化和失能化并存的局面,会导致子女的负担加重	供给水平最高的是生活照顾类服务,其次是精神慰藉类以及医疗护理类服务;社区照护服务使用率不高;受护理服务人员数量与质量结构性严重失衡等因素影响,社区照护服务供给严重不足	养老床位存在资源浪费、有效利用率低等问题;护理人员职业素养与岗位需求的不匹配限制了养老服务业的发展;地区间存在人财物资源分配不均、服务供需不匹配的现象

(四)老年长期照护服务绩效评估中存在的问题的分析

如前所述,要实现老年长期照护服务标准化供给,首先需要通过构建老年长期照护服务绩效评估指标体系对长期照护服务进行绩效测评。但目前我国老年长期照护服务绩效评估中存在如下问题,导致无法准确识别服务供给中存在的问题。

1. 绩效评估指标不规范

现有的老年长期照护服务绩效评估指标不规范,适用对象不精确、不具体,且多数采取定性指标,难以量化。没有设置独立的科学合理的关于养老机构的长期照护服务绩效评估指标,无法真实反映出养老机构在老年长期照护服务方面的工作绩效、管理水平以及应对急难事件的反应能力等。而家庭照护和社区照护方面,尚未设置绩效评估指标,对于服务的质量和效率难以进行科学衡量。另外,对于老年长期照护服务各方面指标的权重设置不科学,需要进一步规范。

2. 绩效评估指标内容单一

老年长期照护服务绩效评估的指标内容还需要进一步研究完善。(1)目前国家层面并没有出台统一的政策文件以规范老年长期照护服务绩效评估指标,各地的指标具有一定的地域性和局限性,如淮北市社会养老服务体系建设和养老智慧化民生工程,是根据安徽省民政厅、财政厅《关于印发安徽省民政民生工程绩效评价办法的通知》(皖民规财函〔2020〕303 号)进行的自评。仍有不少城市在这一方面进展缓慢,甚至尚处于起步阶段,还有一些城市尚未建立起相关的评估指标体系,难以精准衡量服务质量、发现潜在问题,极大地阻碍了当地老年长期照护服务行业的良性发展。(2)缺乏对内部运营维度的评估。在构建老年长期照护服务绩效评估具体指标内容时,不能简单地对服务的投资和收益进行评估,还需要针对更深层次的内部管理问题设置相应的指标。(3)目前设计的评估指标都仅评价老年长期照护服务的完成情况,而对服务在购买阶段、准备阶段以及中期阶段的情况均没有涉及。这种片面性指标设置使整个评估体系缺乏对服务全过程的系统性审视,难以精准把控服务质量的优劣,进而无法为老年长期照护服务的持续优化提供全面且有力的依据。

3. 第三方评估作用缺失

“第三方需是与购买双方无任何利益关系的独立机构,对于公众需求、购买过程以及购买结果等方面的评估具有重要作用。"[①]在老年长期照护服务绩效评估中，通常都有第三方评估机构的介入，但其作用并未能够完整地发挥出来。(1)第三方机构通常由政府或服务提供者指定或委托，而未采取公开招标的形式。这种做法可能导致评估过程中出现违规行为，使第三方的介入难以发挥监督作用，影响评估的公正性，绩效评估的结果可能会失去可信度。(2)第三方机构仅针对老年长期照护服务的结果进行绩效评估，却在需求评估方面缺乏参与，而老年长期照护服务需求评估是绩效评估的基础，第三方评估应形成一个从需求到供给的闭环。(3)第三方机构仅对一段时间内提供老年长期照护服务的结果进行评估，而缺乏对服务期间全过程的持续和全面评估。

三、老年长期照护服务供给问题探寻与思考

该部分从供给侧审视老年长期照护服务供给中存在的需求评估不足、标准化程度不高、绩效水平低下等问题，探寻如何通过完善绩效评估来提升老年长期照护服务供给的标准化水平，解决短期内高缺口和低效率并存的矛盾，增加老年长期照护服务标准化供给，实现老年长期照护服务供需动态平衡。

(一)老年长期照护服务供给问题

1. 老年长期照护需求评估不足

老年长期照护服务标准化运行的国家都具备科学的长期照护服务需求等级评估标准，并通过这一标准为失能老人提供更加精准和个性化的服务。依托评估标准，德国有9.7%的老人得到了不同程度的照护服务，日本为16.7%，同时，日本老年照护费用仅占国内生产总值(GDP)的1.2%，低于经济合作与发展组织(OECD)诸国的平均值(1.5%)，得到了经济合作与发展组织的高度评价。[②] 而我国现阶段并未建立起标准统一的老年长期照护服务需求评估体系。临床医嘱模式主观性强，针对同一位老人有可能会得出不同的分类结果，无法

---

① 吴卅：《政府购买公共体育服务绩效评估现状——基于上海市和常州市经验》，载《北京体育大学学报》2017年第3期。

② 参见张莹：《评估老年长期照护需求是长护制度的基础》，载《中国医疗保险》2015年第11期。

普遍适用;三级标准(自理、介助、介护)模式缺乏客观的标准,照护需求评估的结果有可能与实际照护服务等级不匹配;仅通过日常生活活动能力和工具性日常生活活动能力进行分级,无法全面评估老年人的精神需求,尤其是对于失智老人,这些评估方法难以反映他们在精神层面的需求。

2. 老年长期照护服务供给标准化程度不高

我国的老年长期照护服务目前还处于发展阶段,供需存在严重失衡。在老年长期照护服务供给层面缺乏统一的标准化文件,以明确照护义务、厘清照护标准。失能等级决定照护等级,而照护等级又与照护标准对应。尽管民政部早在2013年就发布了《老年人能力评估》行业标准,但调查发现,部分养老机构在实际操作中并未严格遵循这些标准。在判定失能老人的失能程度和等级时,主要依靠与老人及其子女或近亲属的沟通交流,以及进行一些基本的检查来得出结论。评估结论主观性较大,很难准确地反映老年人的实际身体状况,照护策略的制定也缺乏科学合理的依据,无法为失能老人提供个性化、多样化、科学化的长期照护服务。

目前,我国老年长期照护服务标准化领域出台的相关文件较少,主要集中于安全卫生、医疗保障和设施建设等方面,且大多是指导性、抽象性的规范或建议,并不能直接作为标准来采用。因此,需尽快形成全国统一的老年长期照护服务供给标准化体系,科学设置并细化指标。

3. 老年长期照护服务绩效水平较低

从服务质量来看,部分照护机构在基本生活照料方面,诸如协助老人进食、洗漱、穿衣等日常事务上,未能达到精细、规范的标准;针对患有慢性病、失智症老人的特殊护理环节,因护理人员技能欠缺或经验不足,无法进行精准有效的医护干预。从资源配置效率来看,人力、物力与财力资源的投入产出失衡情况较为显著。一方面,专业照护人才供不应求,且人员流失严重,导致服务的连续性受阻;另一方面,有限的资金未能精准投向急需改善的设施设备、培训提升等关键领域,造成资源浪费与服务短板并存。从服务的可及性来看,城乡差距依然较大,偏远农村地区往往因交通不便、照护机构稀缺,使有需求的老人难以便捷地获取照护服务。种种因素交织,最终导致老年长期照护服务的整体绩效水平较低。

同时，在各地适用的老年长期照护服务绩效评估指标体系存在操作性差、可信度低的缺点，导致评估结果具有较大的随意性。失能老人作为服务的接受者，是老年长期照护服务绩效评估的重要参与主体而非被评估的对象，但实际的绩效评估程序却未能为失能老人的意愿表达提供有效途径。此外，独立的第三方机构作用孱弱，公众监督缺乏，导致绩效评估的流程无法完全公开透明，影响评估结论的真实性与可靠性。

（二）绩效评估视角下老年长期照护服务标准化运行思考

1. 完善老年长期照护服务绩效评估制度建设

首先，整合现有老年长期照护服务绩效评估政策，基于政策文件设计绩效评估框架定点试行，总结先行先试经验，形成法律法规。目前，老年长期照护服务还处于发展初期，政策不完善，缺乏顶层设计，导致一系列相关工作缺乏法律法规的保障，推行老年长期照护服务绩效评估在实际中有一定困难。因此，需在现有政策基础上尽快设计老年长期照护服务绩效评估框架，框架需涵盖服务质量、资源利用效率、服务对象满意度、人员专业素养提升等多维度关键指标，确保能够全面、精准地衡量照护服务成效。之后，在全国范围内审慎甄选具有代表性的试点地区和定点照护机构率先试行该绩效评估体系。在试行过程中，密切跟踪、深入分析、及时总结，对绩效评估体系进行优化调整。总结先行先试经验，尽快形成从中央到地方的纵向管理体系。同时，着力促进卫生健康、民政、财政等各部门间的横向联动，打破部门壁垒，实现信息共享、资源协同、监管联合。修改完善先前颁布的“通知”“办法”等规范性文件，逐步将其提升到法律法规层级，形成全国统一标准，降低各地在具体施行过程中的随意性。

2. 健全老年长期照护服务绩效评估指标体系

绩效评估作为一项系统性工作，指标设计是否合理、科学直接决定评估结果是否有效。首先，应尽快在全国范围内形成统一标准的、全覆盖的、可操作的老年长期照护服务绩效评估体系，设置定性与定量相结合的绩效指标。在服务质量方面，指标应涵盖照护人员的专业技能、服务态度、服务及时性以及机构的财务运行状况等;在服务对象满意度方面,指标应包括失能老人及其家属对服务的满意程度;在服务可及性方面,应评估服务的覆盖范围、服务点的分布密度、服务时间的灵活性等。其次,赋予各评估指标科学合理的权重,体现老年长期照护服务全过程的绩效表现。通过层次分明的权重设置,全面、真实地反映老年长期照护服务各环节的绩效表现。

3. 完善老年长期照护服务绩效评估监督环节

采用自评、第三方评估以及公众评估相结合的方式进行,要特别重视第三方和公众对服务的全过程进行监督,形成多元监督主体协同共治的格局。政府监管部门要发挥主导作用,卫生健康、民政等相关部门依据职责分工,定期对照护机构开展实地巡查,核查绩效评估指标的落实情况,如检查医疗护理记录是否规范、生活照料服务是否达标,对违规行为及时纠正并依法惩处。照护机构自身要建立常态化的自查自纠流程,定期对服务流程、人员表现进行评估。此外,可通过公开招标的方式,引入第三方专业监督机构参与监督。在绩效评估期间结束后,由第三方机构对最终结果进行可信度检验,并向社会进行公示,购买者可依据绩效评估结果,决定自己是否选择购买以及如何购买长期照护服务。

第二部分 老年长期照护服务绩效评估、标准化供给内涵特征及两者之间的关系

一、阐释老年长期照护服务绩效评估内涵特征

(一)绩效评估的内涵

1. 绩效的含义

绩效是绩与效的结合,从不同视角界定有着不同的内涵。从语言学的视角看,绩可以是成绩、业绩,效可以组词为成效、效果、效率等。从管理学的视角看,绩的内涵涉及目标管理和职责要求两部分。一方面,个人层面上的目标管理是指个人所设定的目标追求,企业组织层面上的目标管理则是指企业所希望达到的水平,二者的联系在于个人通过努力达到企业目标,相应的企业会对个人给予报酬奖励。另一方面,职责要求可以理解为组织对个人的工作要求。效的内涵涉及纪律和品行两个方面,进一步分析则是组织所设定的规章制度和组织中个人的为人处世的品德。因此,绩效是指在一定的环境条件下,对个体或者群体完成工作的衡量与反馈。

2. 绩效评估的含义

绩效评估也称绩效考评,它的内涵是指具体的评估主体通过合理可行的途径和公开透明的机制对待评估主体的与评定任务有关的绩效信息进行搜集整理分析以期对绩效信息作出科学准确评估的过程。从个人层面看,绩效评估有利于个人及时调整自己的工作,促进个人能力的提升;从企业层面看,绩效评估不仅有助于企业及时掌握员工的工作情况,作出相应对策,还有助于企业经营

目标的实现。

（二）老年长期照护服务绩效评估的内涵

老年长期照护服务绩效评估是指评估主体根据老年长期照护服务这一主题所涉及的服务提供者有关老年长期照护服务绩效的行为进行搜集、整理、储存、分析、讨论以对待评估主体的与评定任务有关的绩效信息作出相对客观准确评估的过程。老年长期照护服务绩效评估的具体内容如下。

1. 服务对象的绩效评估

服务对象的绩效评估是指通过搜集、整理、储存、分析和讨论老年人对老年长期照护服务提供者所提供的服务的绩效信息，以期对这些信息进行科学准确的评估。这一过程有助于检测服务提供者的服务质量，通过反馈机制进一步促进服务更加符合预期效果，满足老年人的多层次和多样化需求。

2. 服务提供者的绩效评估

服务提供者的绩效评估是指以居家、社区照护（非机构）人员以及机构照护人员为待评估对象，对有关绩效信息的内容进行搜集、整理、储存、分析、讨论，以期对老年长期照护服务的绩效信息作出尽可能科学准确的评估的过程。

居家、社区照护是指非机构人员对老年人的照护，即老人不住在类似养老院等的机构而是留在家庭中生活，通过配偶子女等亲属或者是社区工作人员和志愿者等服务人员为老人提供日常帮助、心理照护等服务。[①] 居家、社区照护与我国的传统孝道文化相契合，从古至今“养儿防老”“落叶归根”的思想观念根深蒂固。该照护模式是以居家照护为主，社区照护为辅。居家、社区照护的服务内容包括以下两点：首先，当老年人在家中时，由具备资质的专业照护人员或经过专业培训的照护者提供上门服务；其次，老年人可以选择在社区日间照料中心或托老所等机构接受托管，这些机构不仅提供生活照料，还组织棋牌、健身、

① 参见王延中主编：《中国社会保障发展报告（2019）No. 10：养老保险与养老服务》，社会科学文献出版社 2019 年版，第 171 ~ 184 页。

书画、唱歌及阅读等活动。[①] 居家、社区照护不仅通过社区工作人员的照料减轻了子女的养老负担,还鼓励社会各界积极参与照护服务,共同改善照护困境,促进社会和谐,同时提升了居家老年人的幸福感和安全感。居家、社区照护绩效评估的主要内容包括财务维度(收入构成、投入构成);客户维度(服务对象的满意度、服务内容评价、服务环境评价、政府支持度);内部运营(服务质量控制能力、服务流程创新改造能力、服务专业化程度);学习与成长(服务人员满意度)四个方面。

机构照护是指由专业长期照护机构对老年人进行全方位照护的模式,包括日常生活照护、医疗护理、心理慰藉照护等。[②] 机构照护作为一种为老年人提供专业照护服务的模式,涵盖了多种专业长期照护服务主体,诸如集医疗与养老功能于一体的医养结合机构、为众多老年人提供集中居住和照料服务的养老院,以及具有公益性质的敬老院等。这些专业机构凭借自身的专业优势,开展全方位、多层次的照护服务。这种模式的适用范围较广,对于失能状况严重并且家中无人照料的老年人来说,这种模式是首要选择。机构照护绩效评估也应从四个方面进行,即财务维度(收入构成、财务监督、投入构成);客户维度(服务对象的满意度、服务内容评价、政府支持度);内部运营(服务质量控制能力,服务设施、队伍建设,服务流程创新改造能力,员工培训);学习与成长(员工满意度、服务技能)。

3. 政府购买长期照护服务的绩效评估

政府购买长期照护服务的绩效评估指政府对其购买的老年长期照护服务的服务提供者及有关绩效信息进行搜集、整理和分析,以对绩效信息作出尽可能科学准确的评估的过程。政府购买长期照护服务是政府将原本属于公共部门提供的长期照护服务,通过直接拨付或者公开招标的方法,将其交付给有相应资质的社会组织,由社会组织来提供该项服务,政府以交付的社会组织所提

① 参见王延中主编:《中国社会保障发展报告(2019)No. 10:养老保险与养老服务》,社会科学文献出版社 2019 年版,第 171 ~ 184 页。

② 参见王延中主编:《中国社会保障发展报告(2019)No. 10:养老保险与养老服务》,社会科学文献出版社 2019 年版,第 192 ~ 198 页。

交的老年长期照护服务的数量或质量为依据结算费用,以此提高长期照护服务的供给效率和社会公平度的一种合作模式。

政府购买长期照护服务的特征主要表现如下:服务模式多元化,参与主体专业化,服务内容多样化及服务方式灵活化。政府购买长期照护服务的内容包括政府购买居家、社区长期照护服务和政府购买机构长期照护服务两类。在居家、社区照护模式中,政府的职能主要体现在为老年人购买简单的上门服务、医疗护理服务等;在机构照护模式中,政府主要为无劳动能力、无生活来源、无赡养人和扶养人的“三无”老人以及“五保”老人等经济困难的老人购买机构的医疗、护理、养护等服务;此外,政府还需要购买包括软硬件设备在内的养老服务人员培养培训方面的服务,实现护工的职业培训和继续教育。

从法律角度来看,政府购买长期照护服务这一法律行为中涉及政府、服务提供者、服务对象三方主体。对于政府购买长期照护服务所涉及的法律关系是属于公法调整领域还是属于私法调整领域,引起了学界争议。有些学者认为政府购买长期照护服务属于私法调整领域,理由在于以下两点:①第一,从合同主体角度来看,所签订的合同中二者处于平等地位而非行政法领域的隶属关系;第二,从合同原则角度来看,二者所签订的合同意思表示一致,并无强烈的意思不自由体现。但是另有学者持反对态度,其认为政府购买长期照护服务所涉及的法律关系应属于公法调整范围,②理由有以下三点:首先,从合同目的角度分析,政府购买长期照护服务是为了提供公共服务,实现国家利益而非为个人利益。其次,从合同解除的角度来看,民事合同中一般合同双方都有合同解除权,但是在政府购买长期照护服务的合同中,只有在合同履行中损害国家或者社会公共利益的情况发生时,立法才赋予购买主体即政府单方解除合同的权利。最后,从争议解决机制角度看,民事合同的争议可通过协商、调解、仲裁或者民事诉讼的方式解决,但政府购买长期照护服务的争议解决方式具有多样性。不同

① 参见乌兰图雅:《政府购买居家养老服务合同相关法律问题研究》,载《内蒙古财经大学学报》2016 年第 1 期。

② 参见邹焕聪:《“三元主体”框架下政府购买公共服务的主体地位重构研究》,载《四川行政学院学报》2016 年第 4 期;江钦辉:《政府购买居家养老服务合同若干问题思考》,载《温州大学学报(社会科学版)》2018 年第 6 期。

国家的争议解决机制呈现复杂多变的特点，既有将争议完全纳入民事诉讼中的情况，也有将争议归为行政解决机制的情况，除此之外，根据所解决的争议情况的不同，也可实行民事行政双重解决机制。① 此次研究认为：单一的界定政府购买长期照护服务所涉及的法律关系属于私法调整的观点忽略了政府一方在购买长期照护服务合同中拥有的权利，如政府享有对服务提供主体的监督管理权，对养老机构的资格审查以及定期评估。② 而纯粹认为政府购买长期照护服务所涉及的法律关系属于公法关系这一论断又忽视了政府购买长期照护服务这一民事法律行为的合同属性。例如，在长期照护服务合同履行过程中，提供长期照护服务的机构不完全或不适当地履行义务而违约，侵害老年人合法权益时，长期照护机构应向作为债权人的政府承担违约责任。其依据为《民法典》第522条有关"利他合同"的规则，当事人约定由债务人向第三人履行债务，债务人未向第三人履行债务或者履行债务不符合约定的，应当向债权人承担违约责任。当然，法律规定或者当事人约定第三人可以直接请求债务人向其履行债务，第三人未在合理期限内明确拒绝，债务人未向第三人履行债务或者履行债务不符合约定的，第三人可以请求债务人承担违约责任。作为服务接受方的失能老人也可以在有约定的前提下要求长期照护机构承担违约责任或"侵权责任编"项下的一般侵权责任。以上责任均为私主体之间产生的民事责任。

因此，应将政府购买长期照护服务合同定位为公私兼顾、私法关系为主的合同。政府购买公共服务属于行政治理中公私合作的常见模式，体现于政府将属于自己职责管理的事务交付给具有相应资格的主体完成，并根据交付主体的完成程度结算费用。③ 从其公法属性角度来看，政府对长期照护服务提供者享有监督管理权是养老服务业良性发展的保障，政府监督能有效驱使养老机构不

① 参见纪闻：《政府购买公共服务合同中的受益公众救济——以第三人利益合同为视角》，载《新疆大学学报（哲学·人文社会科学版）》2020年第6期。

② 参见司丹：《政府购买养老服务合同的三重法律关系》，载《大庆师范学院学报》2021年第5期。

③ 参见纪闻：《政府购买公共服务合同中的受益公众救济——以第三人利益合同为视角》，载《新疆大学学报（哲学·人文社会科学版）》2020年第6期。

断提高“努力”的意愿，为老龄人口提供高质量可持续的养老服务。[①] 此外政府对长期照护服务提供者享有监督管理权有助于政府以主导者的角色参与到长期照护服务的标准化进程中，提高老年长期照护服务的效率及质量。

综上，老年长期照护服务的绩效评估主要有：服务对象的评估、服务提供者的评估以及政府购买长期照护服务的绩效评估等。老年长期照护服务绩效评估的参与方一般包括组织内部评估主体（各类长期照护服务机构及其工作人员）和组织外部评估主体（包括民政部门、卫生健康部门、财政部门、行业协会、相关媒体、服务对象、第三方专门评估机构等）。由于其关系错综复杂、利益有所差异，因此必须借助老年长期照护服务绩效评估框架界定在不同阶段各主体不同的价值追求和责任承担。

首先，服务对象参与绩效评估是实现老年长期照护服务标准化供给的前置条件。围绕着服务对象的需求展开标准化体系构建体现了“以人为本”的理念和“以人民为中心的发展思想”，有助于奠定标准化供给的受众基础。作为老年长期照护服务的直接受众，失能老人的满意度测评能直接反映服务质量的优劣，由他们参与的绩效评估更具真实性和可信度。其次，对服务提供者的绩效评估是实现老年长期照护服务标准化供给的核心环节。通过设置评估指标对机构和非机构老年长期照护服务进行绩效评估有助于客观准确地反映长期照护服务中的基础设施、人才培养、制度构建等现状，服务提供者的现有优势以及绩效评估中所暴露出的短板都可为制定老年长期照护服务标准提供思路。最后，政府参与老年长期照护服务的绩效评估是实现老年长期照护服务标准化供给的有力支撑。政府作为特殊购买主体，对其所购买的机构或者非机构提供的长期照护服务进行评估具有以下优势：第一，提升绩效评估的公信力。政府参与绩效评估指标的构建，并及时公开评估结果，可以对无法达标的养老机构限期整改或取消其养老服务资质，保障行业的良性发展。第二，政府定期对服务提供者实施绩效评估，可以避免服务提供者违规经营直接损害服务对象利益以

① 参见毛艳华：《政府购买居家养老服务监管：基于博弈视角的研究》，载《西北人口》2016 年第 1 期。

及公众对养老市场的整体信任。

4. 社会共治视角下的老年长期照护服务绩效评估

社会共治理论依据治理的主体地位和治理行为的不同，将社会治理分为完全共治、协同共治、参与共治三种模式。其中完全共治是指政府以及其他社会主体共同参与，共同合作以及共担风险的治理模式；协同共治是指政府作为桥梁纽带，发挥积极协调作用，其他各类社会主体协力合作的治理模式；参与共治是指政府作为主导力量，各类主体配合辅助政府工作的治理模式。

通过对《老年人权益保障法》《养老机构管理办法》《"十四五"健康老龄化规划》《"十四五"国家老龄事业发展和养老服务体系规划》等涉及老年长期照护服务的法律文件、政策中所涉及的主体及其出现频次等进行统计分析，可探寻不同主体在老年长期照护服务中的作用。如表 2－1 至表 2－4 所示，此次研究将主体类型化为国家机构、组织，社会机构、组织以及个人。在这一过程中，政府继续发挥其在社会治理中的领导作用，作为长期照护服务的主导力量，承担着制定政策和监督执行等多重职能。首先，政府扮演着老年长期照护服务的政策制定者角色，通过制定相关法律法规、出台具有指导意义的政策文件、合理配置资源以及增加对长期照护服务的财政投入，从而发挥其主导作用。其次，政府是监督管理者，通过对老年长期照护服务的提供者进行监督管理，以保障老年长期照护服务的质量。在老年长期照护服务体系中，政府扮演着至关重要的监督者角色。政府凭借自身的行政权威与资源统筹能力，对各类老年长期照护服务提供者，包括医养结合机构、养老院、敬老院，以及新兴的社区养老服务站点等，实施严格且全面的监督管理。一方面，政府制定服务质量标准，涵盖服务流程的规范化、人员资质的合规性、设施设备的安全性等诸多关键要素，为照护服务提供者划定清晰的"行为红线"；另一方面，通过定期巡检、不定期抽查等多样化的检查方式，政府可以实地核查服务提供者对标准的执行情况。

表 2-1 《老年人权益保障法》中的主体

主体	次数	分类	次数	排名
国家	45	国家机构、组织	107	第 2 位
社会	14			
社区	4			
人民政府	29			
国务院	3			
集体经济组织	1			
基层群众性自治组织	5			
市场监督管理部门	1			
民政部门	5			
部门	24	社会机构、组织	84	第 3 位
社会团体	1			
单位	6			
用人单位	1			
企业事业单位	2			
慈善组织	2			
老年人组织	6			
青少年组织	1			
学校	1			
高等学校	1			
中等职业学校	1			
老年学校	1			
职业培训机构	1			
养老机构	23			
负有扶养义务的组织	1			
医疗机构	2			
医疗卫生机构	1			

续表

主体	次数	分类	次数	排名
企业	1			
人民法院	4			
律师事务所	1			
公证处	1			
基层法律服务所	1			
其他法律服务机构	1			
无障碍设施所有人	2	个人	229	第1位
无障碍设施管理人	2			
青少年	2			
老年人	167			
子女	6			
亲属	6			
父母	1			
配偶	5			
赡养人	23			
监护人	4			
家庭成员	8			
负有扶养义务的个人	1			
志愿者	2			

注:本表格所统计数据范围仅为正文中的法律条文,不包含文件名及目录。

表2-2　《养老机构管理办法》中的主体

主体	次数	分类	次数	排名
养老机构	94	社会服务类组织、单位	99	第1位
消防救援机构	1			
社会组织	1			
供餐单位	2			
企业事业单位	1			

续表

<table>
<tr><th>主体</th><th>次数</th><th>分类</th><th>次数</th><th>排名</th></tr>
<tr><td>民政部门</td><td>33</td><td rowspan="6">国家机构、组织</td><td rowspan="6">51</td><td rowspan="6">第 2 位</td></tr>
<tr><td>市场监督管理部门</td><td>2</td></tr>
<tr><td>登记管理机关</td><td>2</td></tr>
<tr><td>备案机关</td><td>3</td></tr>
<tr><td>医疗机构</td><td>6</td></tr>
<tr><td>国家</td><td>5</td></tr>
<tr><td>社会工作者</td><td>1</td><td rowspan="6">个人</td><td rowspan="6">19</td><td rowspan="6">第 3 位</td></tr>
<tr><td>志愿者</td><td>1</td></tr>
<tr><td>个人</td><td>4</td></tr>
<tr><td>工作人员</td><td>5</td></tr>
<tr><td>法定代表人</td><td>4</td></tr>
<tr><td>主要负责人</td><td>4</td></tr>
</table>

注:本表格所统计数据范围仅为正文中的法律条文,不包含文件名及目录。

表 2-3 《“十四五”健康老龄化规划》中的主体

<table>
<tr><th>主体</th><th>次数</th><th>分类</th><th>次数</th><th>排名</th></tr>
<tr><td>国家</td><td>21</td><td rowspan="4">国家机构、组织</td><td rowspan="4">26</td><td rowspan="4">第 3 位</td></tr>
<tr><td>国务院</td><td>1</td></tr>
<tr><td>政府</td><td>3</td></tr>
<tr><td>老龄办</td><td>1</td></tr>
<tr><td>医院</td><td>31</td><td rowspan="9">社会组织、机构</td><td rowspan="9">130</td><td rowspan="9">第 2 位</td></tr>
<tr><td>机构</td><td>45</td></tr>
<tr><td>教育机构</td><td>3</td></tr>
<tr><td>医疗机构</td><td>5</td></tr>
<tr><td>医疗卫生机构</td><td>33</td></tr>
<tr><td>社会</td><td>9</td></tr>
<tr><td>大学</td><td>2</td></tr>
<tr><td>企业</td><td>1</td></tr>
<tr><td>科研院所</td><td>1</td></tr>
</table>

续表

主体	次数	分类	次数	排名
老年人	119	个人	139	第1位
志愿者	2			
护理员	3			
家属	2			
家庭	13			

注：本表格所统计数据范围仅为正文中的法律条文，不包含文件名及目录。

表2-4　《"十四五"国家老龄事业发展和养老服务体系规划》中的主体

主体	次数	分类	次数	排名
国家	30	国家机构、组织	46	第3位
政府	15			
国务院	1			
社会	34	社会机构、组织	186	第2位
社区	51			
部门	6			
单位	8			
学校	2			
养老机构	44			
医疗机构	5			
医疗卫生机构	11			
企业	25			
老年人	160	个人	188	第1位
子女	1			
志愿者	1			
家庭	23			
企业退休人员	1			
城乡居民	2			

注：本表格所统计数据范围仅为正文中的法律条文，不包含文件名及目录。

作为出现频次排名第一的社会机构在参与共治中要发挥关键作用。例如,为老年人提供优质的服务环境、结合“互联网 + ”推出特色项目、制定规章制度约束机构工作人员、定期进行员工培训等。这一现象从侧面有力地折射出了政府执政理念与公共服务供给策略的深刻转变。政府已然清晰地认识到了社会公共服务质量提升的紧迫性与复杂性,摒弃了过去那种事无巨细、大包大揽的传统模式。如今,政府将目光投向了具备专业资质、富有创新活力的社会机构,通过向它们购买社会公共服务的方式,开启了一条全新的服务优化路径。一方面,此举旨在打破单一化的服务供给格局,引入社会机构所独有的多元化服务元素,无论是专业的养老照护技巧、前沿的康复理疗手段,还是个性化的心理疏导方案,都能极大地丰富公共服务的内涵,满足不同群体尤其是老年群体日益增长且多样化的需求;另一方面,借助社会机构的广泛参与,公共服务的触角得以延伸至社会各个角落,服务的精准度与适配性大幅提升,进而切实增强公众对社会公共服务的满意度与认同感,构建起政府主导、社会协同的公共服务新格局,为社会的和谐稳定发展筑牢根基。

个体是构成社会的最小组成单位,在老年长期照护服务这一领域同样扮演着举足轻重的角色,其出现频次位列第二便足以彰显其重要性。《关于全面推进新时代民政标准化工作的意见》第 15 条提到“各级标准化行政主管部门、民政部门……激发各主体参与民政标准化活动的积极性、主动性”,而个体正是其中的关键一环。一方面,失能老人的子女等家属作为个体的典型代表,在整个养老照护体系中承担着赡养义务,他们不仅需要从物质层面给予老人充足的供养,更要在精神上给予老人悉心关怀。另一方面,在老年长期照护服务体系中,失能老人自身同样具有不可忽视的作用。失能老人的积极心态与主观能动性至关重要,失能老人应尽量配合照护,实现从被动接受照护到主动参与的转变,与外界形成良性互动,与其他主体形成合力。

综上,在老年长期照护服务中,我国目前采取的是政府主导,各类社会机构及个人积极参与的共治模式。

二、界定老年长期照护服务标准化供给的内涵特征

(一)标准与标准化的内涵

1. 标准的含义

标准是指以科学技术为基础加以实践多次验证,由主管机构批准,通过一定形式发布,相关人员所必须遵守的准则和依据。① 标准是国家基础性制度的重要组成部分,对于经济活动和社会发展都有着重要作用,标准的制定有助于提高经济活动的效率,推动社会的不断发展。

2. 标准化的含义

标准化是指在一定范围内为了获得最佳化的秩序,对实际或潜在的问题制定可重复使用的规则的活动。② 老年长期照护服务标准化是对包含老年长期照护服务的硬件软件在内的标准进行考量制定并付诸行动,使老年长期照护服务所涉及的内容尽可能地达到标准化和规范化,以此来提高长期照护服务的质量与效率的过程。③ 标准在经济发展和社会运行中具有基础性作用,是国家基础性制度的重要方面,在推进国家治理体系和治理能力现代化进程中标准化具有稳基性、指引性作用。党的十八大以来,民政标准化工作快速推进,标准体系日趋完善,质量水平明显提升,应用范围持续扩大,发展基础不断夯实,在推动民政部门更好地履行基本民生保障、基层社会治理、基本社会服务等职责中发挥了重要支撑保障作用。④

民政部和市场监管总局联合发布的《关于全面推进新时代民政标准化工作的意见》提出了民政标准化的目标,到 2025 年,基本建成覆盖全面、结构合理、科学实用、协调配套的民政标准体系。标准供给结构更加优化,标准质量水平大幅提升,标准实施应用更为普及,标准对外交流合作富有成效,全面支撑民政

① 参见 MBA 智库百科对"标准"的定义,载 https://wiki. mbalib. com/wiki/标准,最后访问日期:2024 年 7 月 8 日。

② 参见郑巧英、张小霞、陈雪莲:《标准化助推养老机构服务高质量发展路径探析》,载《标准科学》2020 年第 2 期。

③ 参见谢军等:《标准化在养老服务行业中的应用》,第九届中国标准化论坛论文。

④ 参见民政部、市场监管总局《关于全面推进新时代民政标准化工作的意见》。

事业高质量发展。到 2035 年，结构优化、先进合理、国际兼容的民政标准体系更加健全，具有民政特色的标准化工作机制更加完善，民政标准化在推进国家治理体系和治理能力现代化中的积极作用显著增强。

（二）老年长期照护服务标准化供给的内涵特征

关于老年长期照护服务的标准化供给目前并没有一个统一的概念，此次研究将之界定为以长期护理保险试点城市老年长期照护服务运行现状为基础，通过老年长期照护服务绩效评估发现问题，结合需求评估动态掌握老年长期照护服务需求的多维度、多层次变化情况，制定老年长期照护服务标准，并将该标准推广到全国各地，以提高老年长期照护服务水平的过程。

党的十八届三中全会提出，"全面深化改革的总目标是……推进国家治理体系和治理能力现代化。"[①]通常认为社会治理是一项复杂的非线性工程，标准化供给是推动社会治理进程的一项重要举措，标准化供给降低了治理主体间的互动成本，从而明显提高了社会治理效率。老年长期照护服务标准化供给是社会治理现代化进程中标准化体系构建的重要一环，也是老龄社会治理体系内在要求的具体体现，是老龄社会治理能力现代化的重要标志。[②] "十四五"时期是我国经济由高速增长向高质量发展迈进的重要阶段，也是老年长期照护服务转型升级的重要时期。在此背景下，仍应继续完善老年长期照护服务标准化体系。此次研究认为，可以着眼于老年长期照护服务的法规政策制定，发挥个体、社会组织的参与积极性，不断推进居家、社区照护，机构照护等领域的标准研制等，促进老年长期照护服务提质增效，不断满足老年人对美好生活的向往，增强失能老人的幸福感。总体而言，老年长期照护服务标准化供给的本质是相关公共政策的供给。

老年长期照护服务要想达成标准化规范运作的目标，从服务流程的精细设

① 参见《中共中央关于全面深化改革若干重大问题的决定》，载共产党员网，https://news.12371.cn/2013/11/15/ARTI1384512952195442.shtml。

② 参见王成、周玉萍：《国内养老机构标准化建设：边界、实践与展望》，载《西南石油大学学报（社会科学版）》2021 年第 3 期。

定、人员资质的严格把控，到服务质量的稳定输出等诸多层面，都依赖于政策的权威性与导向性。通过政策有力地整合各方资源，协调政府部门、社会机构、个体等多元主体协同发力，提升治理效能、满足老年群体的需求。

三、解读老年长期照护服务标准化供给的具体内容

老年长期照护服务标准化供给的具体内容主要包括四方面：一是供给结构由一元结构（政府主导制定的标准）向二元结构（政府和市场共同发挥作用）过渡；二是标准水平由既有标准向中高端迈进；三是标准化内容从单一养老服务向“护理＋养老”以及“医疗＋护理＋养老”转化；四是标准化工作布局既立足国内又与国际接轨，该部分还将依此分析老年长期照护服务标准化供给的优势。

（一）供给结构由一元结构向二元结构过渡

供给结构由政府主导制定标准的一元结构向由政府和市场共同发挥作用的二元结构转变。多元体系建设本质上是对成熟单一标准的整合吸收与深化拓展，它并非简单叠加，而是依据事物发展的多元需求，将各个孤立但成熟的标准有机融合。《国家标准化发展纲要》指出充分释放市场主体标准化活力，优化政府颁布标准与市场自主制定标准二元结构，大幅提升市场自主制定标准的比重。大力发展团体标准，实施团体标准培优计划，推进团体标准应用示范，充分发挥技术优势企业作用，引导社会团体制定原创性、高质量标准。加快建设协调统一的强制性国家标准，筑牢保障人身健康和生命财产安全、生态环境安全的底线。同步推进推荐性国家标准、行业标准和地方标准改革，强化推荐性标准的协调配套，防止地方保护和行业垄断。建立健全政府颁布标准采信市场自主制定标准的机制。在长期照护服务领域，我国目前尚未形成一套国家层面的标准化体系。在老年长期照护服务中，由政府主导制定标准，属于以公共利益理论为重要基础，并且基于“政府始终为公共利益服务”这一前提条件，由政府主导制定标准可以通过强有力的手去纠正老年长期照护服务发展过程中所存在的问题。这种一元结构呈现出两大显著优势。其一，政府在信息掌控方面具

备天然优势。在长期照护服务体系中,涉及众多繁杂信息,诸如老年人健康状况大数据、各地养老服务资源分布详情、照护服务机构运营动态等,政府凭借其行政体系的广泛触角、完善的信息收集渠道,能够全面且深入地掌握这些关键信息。基于对这些信息的精准把握,政府所制定的标准能够更贴合实际需求,避免出现与现实脱节的情况。其二,政府制定标准的投入产出比较高。我国政府具有强大的资源调配能力和组织协调能力,能将不同部门、机构以及社会力量串联起来。实现卫生健康部门、民政部门、市场监管部门等多部门的协同合作,打破部门壁垒,依据各自职能分工,共同推进标准制定。同时,政府还能积极引导社会组织、企业等主体参与,整合各方智慧与力量,形成强大合力。通过对统一且高质量的标准的推行,能够迅速规范市场秩序,提升整体服务质量,减少因标准不一引发的资源浪费与服务乱象,极大地提高老年长期照护服务的效率与效益,切实保障老年人的切身利益,推动养老服务事业蓬勃发展。

基于我国长期照护服务目前的发展现状,一元供给结构明显不合理。首先,我国老年长期照护服务并不完善,还处于摸索阶段,国家仅以一些城市作为试点并基于试点结论制定出老年长期照护服务的标准,在信息不充分的条件下一刀切会造成很多区域的非适切性。其次,即便政府具有强大的动员能力,能够引导社会组织、企业等主体参与,然而在当前这种一元主导的结构模式下,社会组织、企业等非政府主体所处的地位仍存在一定局限性,其更多的是扮演辅助角色参与到标准制定工作里,在关键决策环节,话语权相对薄弱。如果仅依靠政府而忽视市场的需求,则可能会出现标准过于模糊笼统难以推而广之的情况,进而产生效率低下的弊端。供给二元结构要求政府、市场共同发挥作用,政府主导与市场自治的边界应由法律来规制。在该结构下,政府可制定老年长期照护服务的标准框架,将具体的标准指标设计交由市场完善填充,以此提升标准的可操作性,在提高长期照护服务效率的同时实现长期照护服务供给效果最大化,促进养老市场的健康发展。

从国际实践视角深入探究,欧美发达国家在老年长期照护服务标准化供给领域,有着极具借鉴意义的发展轨迹。这些国家普遍经历了供给结构从一元结构逐步向二元结构过渡的关键历程。

1. 美国模式

20世纪末，美国政府开始以提供长期照护服务的相关机构为对象践行准入和标准化报告制度。其中以卫生和公众服务部为代表制定实施的一系列养老服务标准，如1997年通过《监察预算调解法案》，建立了长期照护服务质量标准、服务人员培训制度等，目的在于更好地监督和审查长期照护服务的运行，以此保障老年人的权利。[①] 在长期实践经验积累以及对老年人权益日益重视等社会大背景下，养老服务机构也摸索制定出了更合时宜的服务标准，其中包括长期照护服务的模式、制度、技术等。例如，不同长期照护服务机构的服务对象及服务内容存在不同之处。护理院的服务对象以中度及以上失能的老人为主，服务内容主要包括生活照料、医疗服务、康复治疗等；辅助生活机构的服务对象是至少需要一种日常生活活动能力协助的老人，服务内容是食宿、个人护理等。[②] 持续照护退休社区（CCRC）的养老社区模式能够根据老年人身体健康状况和支付能力的差异，为入住者提供与其真实需求相匹配的医疗护理和辅助生活服务。[③]

我国长期照护服务标准化工作起步较晚，将来应采取二元供给结构，由卫生健康委等相关部门制定统一的老年长期照护服务标准框架，并听取市场意见，结合不同机构自身的市场定位，分类型制定出不同长期照护机构的具体标准，促进老年长期照护服务向着多样化、专业化、精细化方向发展。

2. 英国模式

英国于20世纪末通过了《国家卫生服务和社区照护法》，该法提出将长期照护体系由国家管理逐步发展为由地方政府负责，地方政府通过合理评估照护需求、照护成本以及财政状况来确定财政资金支持的照护预算等内容。对于有照护需求的人员由“照护管理者”根据具体评估标准所得出的评估结果决定其是否有资格享受财政资金支持的照护服务并明确个人自付比例，在此基础上为其设计个性化、专属的照护服务。但是在具体推行过程中，出现了各地所提供

① 参见民政部养老服务体系建设领导小组办公室、全国老龄办养老服务体系建设领导小组办公室编：《国外及港澳台地区养老服务情况汇编》，中国社会出版社2010年版，第4页。

② 参见李燕喃、邓晶：《美国长期照护机构评述及启示》，载《医学与哲学（A）》2018年第7期。

③ 参见穆光宗：《美国社区养老模式借鉴》，载《人民论坛》2012年第22期。

的照护服务质量良莠不齐,差距过大等现象。为此,英国政府制定并颁布了《对照护服务的公平性获得》这一文件,旨在建立全国统一的照护需求评估标准。该文件的核心目的是确保照护服务的质量在全国范围内保持一致,避免老年人因所在地区不同而造成享受到的照护服务存在巨大差异。① 通过这种方式,英国政府希望为所有老年人提供公平、高质量的照护服务,确保他们的需求得到满足,无论他们居住在哪个地区。该标准将照护需求分为四个等级(低、中、较强、严重),地方政府可以依据该地区的实际情况在这四个等级中进一步细化自己的标准。然而,《对照护服务的公平性获得》的规定仍无法彻底保证有同等照护需求的老年人可以享受到同等的照护服务,照护服务的获得和费用偿付的标准依旧由各地方政府决定。②

我国在进行老年长期照护服务的供给结构转型时,不仅要重视中央政府的统一领导作用,还应充分发挥地方政府的作用。地方政府可以在中央政府所制定的老年长期照护服务标准框架内,因地制宜地开展具有地区特色、紧密贴合本地实际状况的老年长期照护服务标准化供给工作。通过精准施策,切实保障基础性公平得以落地。

3. 瑞典模式

瑞典的供给体系经历了由国家主导向多元主体供给方向的转变。越来越多的私营企业进入长期照护服务供给体系中,成为不可忽视的力量。20 世纪末瑞典出台《地方政府法》《公共采购法》,用以规范和引导这一转型发展。例如,《公共采购法》第一章第 9 条规定,"平等待遇原则,即所有供应商应享有在信息获得、产品技术标准以及招投标程序等各方面的完全平等和一致的待遇"③。这些法律颁布的目的在于鼓励市场主体参与到老年长期照护服务当中,政府将老年长期照护服务项目进行外包,依据合同支付老年长期照护服务所产生的费

① 参见《英国养老服务政策对中国的启示》,载搜狐网 2019 年 7 月 26 日,https://www.sohu.com/a/329525452_120065212。

② 参见齐天骄:《欧洲福利国家长期照护服务变迁及对我国的启示》,载《社会保障研究》2021 年第 6 期。

③ 《瑞典政府采购制度》,载中国政府采购网 2013 年 5 月 21 日,https://www.ccgp.gov.cn/wtogpa/zhidu/201310/t20131029_3588892.shtml。

用。该项法律出台后的10年间，在提供长期照护服务的主体中，私营企业有了飞速发展。据统计，私营企业在所有主体中的占比增长至12%，其中私营企业中的营利机构的占比增长近10%。在2009年，瑞典政府颁布《选择系统法》，该法制定的最大亮点在于以法律条文明文规定，要求政府对提供照护服务的主体一视同仁，不可对其中一两种照护主体进行特殊关照，以促进照护服务制度的健康发展。如今，《选择系统法》已经推广到瑞典的各地政府，基本覆盖到了基层照护服务中。①

在老年长期照护服务供给体系的发展历程方面，瑞典提供了具有参考价值的范例——政府应当积极主动地作为，全力构建一个主体多元化的老年长期照护服务供给体系。在这一体系框架之下，充分赋予多元主体参与标准化供给的空间与活力，特别是应平等地支持公办公营机构、公办民营机构、民办非营利性机构和民办营利性机构的发展，鼓励多元主体在制度框架内制定更有竞争力的老年长期照护服务供给标准，更有效地支撑老年长期照护服务领域的持续发展。

（二）标准化水平由既有标准向中高端迈进

“十四五”时期是我国经济由高速增长向高质量发展迈进的重要阶段，《国家标准化发展纲要》《关于全面推进新时代民政标准化工作的意见》等文件都明确提出要提高标准制定质量，提高标准的先进性和适用性。那么老年长期照护服务的标准化水平也应向中高端迈进，这不仅符合我国的经济发展需求，也回应了失能老人、残疾老人等对美好生活的向往。

随着经济的飞速发展，人民生活水平质量的提高，老年长期照护服务的既有标准已经不能满足人民的需求。指导老年长期照护服务标准制定的规范性文件包括2015年国务院办公厅颁布的《国家标准化体系建设发展规划（2016—2020年）》，2015年国务院颁布的《深化标准化工作改革方案》，2017年民政部、

① 参见谢立黎、郝小峰、韩文婷：《老年照护服务供给模式国际比较与启示》，载《中国卫生政策研究》2020年第4期。

国家标准化管理委员会共同制定的《养老服务标准体系建设指南》、2021 年民政部制定并发布《养老机构服务标准体系建设指南》以及 2023 年民政部发布实施的国家标准——《居家养老上门服务基本规范》(GB/T 43153—2023)等,但是这些文件都存在着诸多共性问题。

以《养老机构服务标准体系建设指南》为例,可以窥见我国养老机构服务标准体系中存在以下几方面问题。首先,机构类型覆盖不全面。虽然《养老机构服务标准体系建设指南》适用于公办、民办、社会组织运营的养老机构,但对于一些特殊类型的养老机构,如医养结合型、老年公寓型、农村养老机构等,缺乏针对性标准。其次,项目过于单一。养老服务标准中仅提及出入院服务、生活照料服务、膳食服务、清洁卫生服务、洗涤服务、医疗护理服务、文化娱乐服务、心理/精神支持服务、安宁服务。再次,内容过于笼统。例如,《养老机构服务标准体系建设指南》中仅提及心理/精神支持服务,对于哪些属于心理/精神支持服务,衡量是否达到心理/精神支持服务标准的程度等并未有过多的阐述。同时,对于如何开展心理/精神支持服务、开展的频率、效果评估等缺乏具体的操作细则。复次,缺乏量化指标。在服务质量评估方面,虽然《养老机构服务标准体系建设指南》提到应定期开展标准体系评价工作,但对于各项服务质量的评估指标缺乏明确的量化标准。最后,监督机制不完善。尽管该指南提到要建立监督规则,但对于监督主体的职责、监督的方式和频率、违规行为的处罚等缺乏具体的规定。

若将该标准体系直接适用于老年长期照护服务活动,又会产生规则的不适配。一是针对群体的不适配。养老机构的服务对象通常是身体状况相对较好或处于一般健康水平的老年人,而老年长期照护服务的对象主要是失能、半失能或患有慢性疾病、认知障碍等的老年人。《养老机构服务标准体系建设指南》中的一些标准可能无法满足长期照护对象的特殊健康需求,比如对于重度失能老人的特殊护理需求——卧床护理、吞咽障碍护理等,在《养老机构服务标准体系建设指南》中未详细涉及。同时,长期照护对象由于生理或心理存在障碍,往往更容易出现焦虑、抑郁等心理问题,对心理关怀和精神慰藉的需求更为强烈和特殊。《养老机构服务标准体系建设指南》中虽提及对老年人开展心理/精神支持服务,但不够深入和具体,无法满足长期照护对象的特殊心理需求。二是服务深度的不适配。老年长期照护服务更侧重于长期的、持续的生活照料和医疗护理,需要护理人员具备更高的专业技能。《养老机构服务标准体系建设指南》中的照护服务标准可能相对较为基础和常规,对于长期照护中的复杂护理操作和长期护理计划的制定与实施等缺乏足够的指导。

为此,应尽快制定专门适用于老年长期照护服务的标准体系。按照《关于全面推进新时代民政标准化工作的意见》的要求,应做好以下三点工作,以推动老年长期照护服务标准化水平从中低端既有标准向中高端迈进。第一,采用标准化供给二元结构,丰富标准化人才队伍建设。建立以专职人员为骨干、兼职人员广泛参与的民政标准化人才队伍,强调领导干部带头作用。同时,在标准制定过程中充分调动市场主体的资源与技术优势并重视失能老人的切身体验与反馈,尊重非政府主体的话语权。第二,深入长期照护机构、社区家庭病床等场所,通过实地观察、深度访谈等方式,详细了解失能老人群体的特殊需求。对不同失能程度的老人的护理需求和心理特征进行分类整理与量化分析,而后形成生活照料及医疗护理标准。更多地强调对失能老人群体的人文关怀、精神慰藉和心理健康服务,在此方面构建详尽的标准指标。第三,针对长期照护服务中的复杂护理操作,制定详细的操作规范和流程,确保护理人员能够按照标准执行。此外,建立长期护理服务的评估机制,定期对护理质量进行评估,及时发现和解决服务中的问题。根据评估结果,不断改进护理服务标准和流程。

(三)标准化内容从单一养老服务向“护理+养老”以及“医疗+护理+养老”转化

目前,我国的老年长期照护服务主要分为居家、社区照护和机构照护两种类型,大多数居家、社区照护和机构照护能满足老年人正常的照护需求,如帮助老人起居、洗澡、做饭等。据测算,预计“十四五”时期,我国60岁及以上老年人口总量将突破 3 亿人，占比将超过 20%，进入中度老龄化阶段。① 其中 78% 老年人至少患有一种慢性病。然而，现有的两种长期照护类型普遍存在只养不医、医养分离的问题，难以迎合健康养老的国家倡议。全国老龄办公布的第四次中国城乡老年人生活状况抽样调查成果显示，城乡老年人的居家养老服务需求项目排在前三的分别是上门看病（38.1%）、上门做家务（12.1%）和康复护理（11.3%）。② 从上述数据中可以看到，上门看病是城乡老年人的首要需求。由此单一养老服务向"护理 + 养老"以及"医疗 + 护理 + 养老"转化是势在必行。

党的十九大报告明确提出了"积极应对人口老龄化，构建养老、孝老、敬老政策体系和社会环境，推进医养结合，加快老龄事业和产业发展"的战略要求，为单一养老服务向"护理 + 养老""医疗 + 护理 + 养老"转变提供了总体目标和方向。国务院《关于加快发展养老服务业的若干意见》、国务院《关于促进健康服务业发展的若干意见》的制定颁布，再次引起人们对"护理 + 养老""医疗 + 护理 + 养老"的养老模式的关注。我国养老服务的社会化发展是大势所趋，无论是"护理 + 养老"还是"医疗 + 护理 + 养老"，它们的主旨都在于聚焦老年人需求，拓宽照护服务的途径，维护老年人的尊严，保障老年人的合法权利，提高老年人的生活质量。③ 其中"护理 + 养老"是指老人在享受养老服务的同时，也可以得到专业的护理服务。这种模式不仅能提高长期照护服务供给的运行效率、丰盈长期照护服务的供给内容，还能改善老年人的养老环境。"医疗 + 护理 + 养老"的服务模式具体是指将"养老模式"作为一般性基础性服务，由有关人员提供包含生理与心理的全方位照护服务；如果老人生病或突发意外，则进入"医疗模式"，由医疗人员为生病的老人提供专业的治疗和专业护理；老人病情稳定后转向"护理模式"，由护理中心提供专业的康复护理；在老人完全恢复后

---

① 参见《国家卫健委：2035 年左右 60 岁及以上老年人口将破 4 亿 占比将超 30%》，载光明网，https://m.gmw.cn/baijia/2022-09/20/1303147818.html。

② 参见《第四次中国城乡老年人生活状况抽样调查成果发布》，https://www.doc88.com/p_90959661306772.html，最后访问日期：2025 年 1 月 6 日。

③ 参见王延中主编：《中国社会保障发展报告（2019）No.10：养老保险与养老服务》，社会科学文献出版社 2019 年版，第 238 ~ 243 页。

转回“养老模式”，以此形成较成熟的闭环的长期照护。“医疗＋护理＋养老”模式的服务内容最为全面，涉及基本日常生活照料、医疗照料和护理服务等，通过有病治病、无病疗养的方式来提高资源的利用效率。无论是“护理＋养老”模式还是“医疗＋护理＋养老”模式，都需要构建长期照护机构与医疗机构相结合的运行模式，推动医疗服务逐步延伸至长期照护服务的多个领域。

域外长期照护服务标准化内容均包括“护理”及“医疗”等多元项目。

1. 美国模式

美国的老年人全纳照护计划（PACE 模式）是由政府实施的包含医疗照顾制度和医疗援助制度在内的综合性养老服务项目，目的是帮助老人在社区内就获得健康照护，而无须前往护理院或者其他照护机构。享受老年人全纳照护计划服务的条件如下：年满 55 岁；满足医疗照顾制度、医疗援助制度中的一项或两项要求；居住在提供服务的区域内；按照各州的规定，需要获得与护理院同样等级的照护；在老年人全纳照护计划的帮助下能够安全地生活于社区。老年人全纳照护计划提供经健康照护团队认可、所有医疗照顾制度和医疗援助制度涵盖的照护和服务。如果健康照护团队确定的一些照护和服务不在医疗照顾制度和医疗援助制度覆盖范围之内，老年人全纳照护计划仍然可以涵盖，如医疗康复、社会支持服务等。①

2. 日本模式

日本成立了“个案小组”与“社区照护会议”，该会议成员由照护经纪人、医生、照护福利士等专业人员和志愿者等非专业人员组成，通过召开个案小组会议或者社区照护会议，会议成员讨论确定各自分工、流程安排，并协同提供服务。其中照护经纪人职责为听取老年人意见、制订综合性照护计划、协调各服务供给机构，其他成员则进行专业化服务。以安宁疗护为例，其协作情况如表 2－5所示。不同阶段由不同工种成员协作，力求从各自的专业角度出发提供服务，以满足老年人的照护需求。②

---

① 参见张静：《医养结合服务的国际经验与启示》，载《西部学刊》2021 年第 11 期。

② 参见张继元：《社区医养结合服务：日本的探索与启示》，载《安徽师范大学学报（人文社会科学版）》2021 年第 3 期。

表 2－5　安宁疗护中多工种协作示意

内　容	医生	照护经纪人	医护职员	照护职员	康复职员	营养师
与本人及家属确认末期生活的意愿	○	◎	○			
确认治疗意愿(是否使用管饲营养等)	◎	◎	○			
症状观察·早期发现异常	○	○	◎	◎	○	○
预测余命、状态变化	◎		○			
身体痛苦的安宁疗护	◎	○	◎	◎	○	○
精神痛苦的安宁疗护	○	◎	◎	◎	○	○
死亡诊断	◎					

资料来源:[日]岛田千穗、[日]高桥龙太郎:《高龄者终末期疗护中多工种间协作》,载《日本老年医学会杂志》2011 年第 3 期。

注:◎主要参与○辅助参与

3. 荷兰模式

荷兰成立了长期照护服务评估中心(CIZ),该机构的运行机制是:首先,由照护申请者提出申请;其次,评估中心对申请者的身体失调或受限程度进行评估,评估机构考虑三个因素即申请者的自身情况、申请者的诉求、志愿照护服务者的角色来决定进行居家照护还是机构照护;最后,如果评估机构认为符合要求,则会为申请者制定个性化的服务方案,例如旧病复发或者突发疾病的老人被送往医院治疗后,对于需要恢复的老人,由相应人员根据需要恢复的程度,或将其送往家中静养或将其送往专业康复机构接受康复服务。荷兰的长期照护服务评估中心的建立能有效地推进长期照护服务与医护资源的结合,实现资源的优化配置和高效衔接。

随着我国人口老龄化进程的加速以及城乡老年人失能率的不断攀升,长期照护服务面临着从单一养老服务向"护理＋养老"以及"医疗＋护理＋养老"的多元模式转化的迫切需求。在此过程中,可借鉴域外经验,推动长期照护服务的标准化发展。首先,学习荷兰经验,建立长期照护服务评估中心。该中心应由卫生健康、民政等多部门协同监管，汇聚老年医学、康复医学、心理学等多领域专业人才，组成专业评估团队，对申请长期照护服务的失能老人进行全面且深入的身体和心理状况评估，精准量化老人的日常生活活动能力、认知功能、情绪状态等指标。其次，基于精准评估制定多层次、多样化的服务标准。一方面，细化生活照料标准、康复护理指标与医疗诊治指标；另一方面，借鉴日本经验，成立个案小组与照护会议，为失能老人提供个性化的定制服务，制订个人综合性照护计划。最后，参考荷兰做法，根据失能老人需求的动态发展变化灵活转变养老、医疗、护理模式。当老人身体状况好转时，可适当减少医疗介入，增加基础养老服务项目；若病情出现反复，则应及时启动医疗应急响应，调整护理重点。亦可参考日本的社区整合式医疗养老模式，明确长期照护机构与周边医疗机构的转诊流程、远程医疗会诊规范，保障老人紧急医疗救治与慢性病管理的及时性与专业性。在此过程中，高效整合多方资源，形成以长期照护服务评估中心为枢纽，养老机构、医疗机构、康复机构、社区服务中心紧密协作的服务网络。政府应通过政策引导、资金扶持，鼓励各方打破壁垒，实现人才、设备、技术等资源的共享，共同为失能老人提供持续、优质、高效的长期照护服务。

此外，在单一养老服务模式向“护理 + 养老”以及“医疗 + 护理 + 养老”的多元模式转化的过程中，政府还应深化医疗服务体制改革，在区域卫生规划中引入竞争机制，降低社会力量举办医疗服务机构的门槛，增加基层卫生服务供给能力，改革公共卫生服务补贴制度，变“补供方”为“补需方”，让老年人能够方便、快捷、就近地获得优质的医疗康复服务，以此最大限度地为老人提供便利，提高养老质量。

（四）标准化工作布局既立足国内又与国际接轨

创新和加强老龄社会治理体系是实现我国第二个百年奋斗目标的关键之笔。2022 年，民政部和市场监管总局联合印发的《关于全面推进新时代民政标准化工作的意见》中指出，为积极应对人口老龄化的严峻局面，国家开展养老服务标准化专项行动，在居家、社区照护，机构照护，农村养老，智慧养老等领域推动制定一批符合实际、具有中国特色、结合国际经验的养老服务标准，促进适老化改造标准研制与实施推广。标准化在推进国家治理体系和治理能力现代化中发挥着基础性、引领性作用。老年长期照护服务标准化建设关乎基本民生保障、基层社会治理、基本社会服务，因此标准化工作布局必然要立足我国基本国情，呼应新时代多层次、多样化的民生需求。

老年长期照护服务标准化建设是长期照护服务供给提质增效的有效手段，规范相关民生服务行业的有力举措。我国老年长期照护服务相较于美国、荷兰等提前进入老龄化阶段的国家，存在着起步晚、服务不规范、制度不完善等不足。"生育率下降和预期寿命延长，是经济社会发展过程中带有规律性的结果，相应导致老年人口在总人口中的比重不断提高，表现为人口老龄化过程。人口老龄化是一个世界性现象，也是21世纪的全球大趋势。"①对失能老人提供标准化的长期照护服务是世界性的重要课题。但由于政治、经济及社会环境存在较大差异，域外的研究与做法需要审慎借鉴，我国失能老人长期照护标准化还需体现"中国特色"及"中国优势"。因此，对于域外的经验和标准，应基于深入思考并与我国具体国情相结合后作出科学决策，需建立起一套既能实现国际兼容又能体现中国特色的结构优化且先进合理的老年长期照护服务标准体系。

四、分析老年长期照护服务绩效评估与标准化供给之间的关系

老年长期照护服务绩效评估与标准化供给是相辅相成、相互促进的关系。通过老年长期照护服务需求评估，明确老年长期照护服务绩效评估现状，探寻老年长期照护服务标准化供给的主要"瓶颈"以及待解决的问题，是将来实现长期照护服务标准化供给的前提；标准化供给体系的构建反过来又会进一步提高老年长期照护服务绩效评估的科学性与准确性。长期照护服务标准化供给体系的建立使长期照护服务项下的内容标准都有迹可循、有章可依。在绩效评估中，如果服务提供者的服务质量等低于标准线，则意味着服务提供者应进行自我反思与改善进步；如果高于标准线，则有利于更新及优化老年长期照护服务

① 蔡昉：《认识把握人口形势带来的机遇与挑战》，载《经济日报》2021年5月21日，第1版。

的标准，进一步推动老年长期照护服务向着更高水平发展。

总之，正视新时代背景下老年人日益增长的长期照护标准化服务需求与有效供给相对不足之间的矛盾，要在较长一段时期中提升老年长期照护服务标准化供给水平，必须首先构建老年长期照护服务绩效评估框架并明确指标体系，实时跟踪老年长期照护服务的绩效水平，通过实证检验和模拟分析论证指标设计的必要性和可行性，为“指标”演进为“标准”的理论分析提供有力的数据支撑，从而提升老年长期照护服务的标准化水平。

第三部分　老年长期照护服务绩效评估框架及标准化供给体系构建

长期照护服务始于早期英国的福利体系，制度化于荷兰。西方发达国家普遍较早进入老龄社会，其老年长期照护服务标准化运作时间也较长。我国老年长期照护服务起步较晚，定位不够明确，机制创新不够彻底。为满足我国老龄化带来的照护需求、提高老年群体的生活质量，可以合理借鉴域外老年长期照护服务标准化运作实践中的模式、制度与机制。其中荷兰、英国以及德国的老年长期照护服务标准化运作起步早，积累的经验丰富，体系也较为成熟，其标准化运作的实践对我国具有一定启示意义。

一、域外老年长期照护服务标准化运作的实践

（一）英国老年长期照护服务标准化运作的实践

1. 照护资格标准

2002 年，为确保有相同照护需求的老人享有同等的服务效果，英国出台了“全国性照护资格标准纲领”以统一全国照护服务质量。该标准纲领将照护资格等级划分为四个，据此对申请者进行分类。① 但该标准纲领引起了很大的社会争议，部分人认为实施该标准纲领不仅会导致照护成本增加，还会使老人的失能程度加重。而实际情况是，若老人想要获得全国性照护资格，其资产状况及其享受的非正式照护服务资源的状况均会受到考核，这也就意味着老人在申

① 参见丁一、吕学静：《发达国家（地区）老年人长期照护制度研究综述——兼论中国老年人长期照护制度的对策》，载《学术论坛》2013 年第 12 期。

请照护资格后,可能会不被提供任何照护服务或者只能享受一项新服务,这样的结果确实可能导致老人的失能程度加重。①

2. 长期照护最低标准

英国在20世纪40年代开始引入老年长期照护服务的理念,但直到2000年才在全国范围内规范老年长期照护服务质量,同时设立了社会照护监督委员会,用以监督和保障照护服务的质量。英国依据《照护标准法》,发布了长期照护服务的国家最低标准,该国家最低标准是强制性的,用以保持长期照护服务的利用率。② 这一国家最低标准表现在七个层面:一是在选择机构层面,设定了信息提供、合同、需求评估以及公开访问等标准。二是在健康和个人照护层面,要求划定隐私边界,制订老年人服务计划,保障老年人得到必要的医疗保健以及药物治疗。三是在日常生活和社会活动层面,细分了进餐时间、社会接触时间以及社区活动等方面的最低标准。四是在投诉和保护层面,强调老年人以及承担老年照护责任的家庭等均享有投诉的权利,切实保障老年人的利益。五是在设施与环境层面,要求在提供照护服务时提供的建筑以及设备等达到相应标准。六是在工作人员层面,不仅要求在招聘时要具备相应的资格,还要求在招聘后对其进行一定的训练。七是在管理与行政层面,要求老年长期照护服务机构的每日运作达到标准,同时会检查其财务运行状况、管理服务情况、安全作业程序等。③

(二)荷兰老年长期照护服务标准化运作的实践

1. 长期照护社会保险的资格标准

在2008年,荷兰政府制定了全国范围内统一的"老年长期照护社会保险制度资格标准",通过单独的长期照护服务评估中心进行统一评估,评估内容包含

① 参见罗丽娅、丁建定:《典型福利国家老年长期照护服务的国际比较与价值启示》,载《经济社会体制比较》2021年第1期。

② 参见张云英、王薇:《发达国家和地区空巢老年人长期照护的经验与启示》,载《社会保障研究》2012年第6期。

③ 参见彭雅兰、孔英:《国际老年长期照护筹资模式评估探究》,载《中国卫生经济》2019年第11期。

了家庭照护资源,以便照护服务资源向缺乏家庭照护的申请人倾斜。荷兰的老年长期照护社会保险制度资格标准的主要内容包括以下几方面:第一,它针对的是所有合法居民,收入不是资格条件,但高收入家庭在支付时承担了较高的保险费,因此在一定限度内享有更多的服务。第二,在资格标准上,均由专业的人员和机构负责进行考核,将失能者细分为身体失能、心智失能和感官失能三类。第三,虽对享有家庭照护资源的老年人审核更加严格,但为了鼓励家庭成员的参与,资格标准放宽了范围。①

2. 正式照护的资格标准

荷兰具有单独的机构,即长期照护服务评估中心,用以专门审查申请人的资格。长期照护服务评估中心采用特定的标准,即根据《特别医疗费用法》(AWBZ)确定申请者是否有资格获得正式照护。第一,考察老年人的家庭照护资源,若其享有充分的家庭照护资源,则会降低其通过审核考察的可能性。第二,评估照护服务申请者的身体健康状况,以确定身体残疾或者失能的程度。② 第三,评估非家庭义工服务者的数量以及质量,并观察这些非家庭义工服务者在其中发挥的作用是什么。而这些非家庭义工服务者提供服务的时间可以用以兑换年老时所需要的服务,以此激发非家庭义工服务者服务的积极性,缓解养老服务力量不足的矛盾。

(三)德国老年长期照护服务标准化运作的实践

1. 长期照护保险的给付标准

德国的长期照护保险的给付标准相对统一,根据不同照护等级确立的给付标准基本一致。首先,不同护理级别在提供护理用品报销、流动护理补贴以及居家空间适老化改造补贴这三种服务上的给付标准是一致的,在入住养老机构的给付标准上是逐级递增的。其次,对家庭照护没有一级照护补贴,其余照护

---

① 参见罗丽娅:《荷兰老年长期照护服务的政策演进、实践逻辑及价值启示》,载《社会保障研究》2020 年第 4 期。

② 参见刘德浩:《荷兰长期照护制度:制度设计、挑战与启示》,载《中国卫生事业管理》2016 年第 8 期。

等级的申请人选择在家由亲属照护并享受照护保险待遇的前提是，能够保证亲属在家提供照护的质量。① 最后，判断物价上涨的幅度等因素，联邦政府会每3年调整1次长期照护保险的给付标准。然而，德国长期照护保险的给付标准实施效果并不理想。例如，虽然地方不得变更给付标准，但是判断申请者是否具有资格是由医生进行的，由此对申请者的鉴定上可能存在人为的差异，这可能降低政策的公平性。②

2. 长期照护等级的认定标准

德国长期照护等级的认定标准采用混合型分类法，这意味着该方法是根据个人的自我照护能力水平来衡量的。利用新的评估尺度，总体分析认知与沟通能力、自我照顾能力、心理能力、行为能力、周围环境及管理医疗的能力等六个维度。德国从五个护理等级划分日常生活活动能力及工具性日常生活活动能力方面的时间和频率，分别为0级即自我照护能力不受影响；1级即自我照护能力受到轻微影响；2级即自我照护能力受到明显影响；3级即自我照护能力受到严重影响；4级即自我照护能力受到最严重的影响。德国长期照护等级鉴定标准确定的六大评价维度及计算方法较为科学合理，能够保障老年长期照护服务标准化的正常运行。③

3. 长期照护人员培训标准

德国采用双元制的培养模式，以学徒制为基础，对长期照护人员进行分层分类。第一类，针对高水平老年照护人员提供为期3年的培训周期，培训时间共计4600小时，分别进行2100小时的理论教育和2500小时的实践培训。第二类，如果职业水平低，那么老年照护助理必须在职业学校接受为期1年的资格培训，同时需要有一定的工作经验，或者在学校接受3个月的学习和3个月培训，并需要在职培训和有工作经验。第三类，向社会卫生工作者提供额外的基

① 参见柳璐、张红艳、史诺：《国际老年长期照护服务递送的研究》，载《医学与哲学（A）》2013年第10期。

② 参见邢梓琳、杨立雄：《混合福利经济视角下的中国老年长期照护服务体系建构——基于德日韩三国实践经验比较》，载《行政管理改革》2022年第5期。

③ 参见闫勇、娄峥嵘：《德国、日本、英国老年长期照护人员培训制度比较研究》，载《中国职业技术教育》2020年第9期。

础培训,这些工作者在进行了160小时理论培训和两周实践训练的情况下,可以与上述所提及的老年照护人员一起提供痴呆症护理。①

(四)老年长期照护服务标准化运作实践之比较

1. 照护服务对象的认定标准

在英国、荷兰和德国,确定照护服务对象在标准上存在差异。具体而言,英国老年长期照护服务对象的认定始终以最贫困以及最需要照护服务的老年人为重点,而荷兰坚持以普遍性原则来界定老年长期照护服务对象的标准,德国则坚持从六个维度确认长期照护服务对象的标准。由此可见,荷兰的认定标准无疑是最为广泛的,对个人或家庭收入及资产没有界分,仅由老年人对照护服务的需求程度决定,其照护服务对象的认定标准的优势在于荷兰政府设立有专门的机构负责评估,做到了认定标准的公平性。与之相反的是,英国与德国的认定过程中没有统一的机构进行评估,两国虽然都统一了照护服务对象的认定标准,在认定标准中也一致认为需要家庭调查,且目标对象均主要面向生活较为困难的老年人,但是,就因缺乏统一的机构进行评估,不同区域就有了不同的评估结果,这使评估结果会因地域差异而造成机会上的不平等。但英国、荷兰以及德国在照护服务对象的认定上又有一项共同点,即都会考核家庭照护服务资源的比例,以便保障照护服务内容的有效性、持续性以及公平性,平衡因家庭照护的差异而导致的分配不均。

2. 照护服务给付标准

照护服务给付标准是指在照护服务开始进行后,按规定必须提供的照护服务,且该照护服务必须达到规定的标准,照护服务给付内容一般包括实物福利和现金福利。英国长期照护服务的给付标准是由各地方政府决定的,其宗旨是让具有同样照护需求的老人得到同样的照护服务效果。但因为各地政策的不统一,又导致具有相同照护服务需求的老人获得的照护服务存在差异。而德国

① 参见车闰平:《建构我国老年长期照护服务递送体系的伦理学思考》,载《医学与哲学》2019年第13期。

对照护服务给付标准进行了较清楚详细的划分，主要包括从居家照护服务到住院照护服务和短期照护服务，细分了门诊照护服务、替代照护服务、照护辅助工具提供等环节的标准，但其缺陷在于仅有居家照护服务和机构照护服务两种平台进行照护服务递送。荷兰长期照护服务给付标准分为三种形式：现金给付、直接给付和照护服务套餐。该给付标准下申请者拥有较多的自主选择权，但荷兰面向的申请者范围广泛，缺少选择性，造成了申请排队拥挤问题，申请人不得不长时间等候，才能得到相应的服务，降低了该项制度的效能。① 由此可见，在制定照护服务给付标准时，可借鉴德国与荷兰的经验，除详细分类照护服务给付标准外，还应保障老年人的自主选择权。

二、新时代背景下各国老年长期照护服务实践对我国的影响以及启示

（一）新时代背景下的影响因素

1. 供需矛盾的转变

进入新时代，随着我国老龄化程度的不断加深，老年长期照护服务的供需矛盾也已转变——从较低层级的数量需求短缺型向较高层次的质量供给不足型转变。具体可以表现在以下四个方面：其一，作为异质性较大的群体，失能老人照护需求呈现多层次性。从《中国城市养老服务需求报告（2021）》中可看出不同健康程度以及不同养老模式下民众对长期照护服务的需求有着多样化的选择。老年人的需求不再仅限于日常照护服务，如吃饭、穿衣等，而是扩展到了更高层次的专业化照护服务，如精神慰藉以及医疗护理等方面。其二，高质量多样化的老年长期照护服务的均价相对昂贵。虽然当前国民消费水平在整体国民经济增长的带动下得到了很大提升，但在面对高质量、多样化的老年长期照护服务时仍旧是稍显不足。比如，第四次中国城乡老年人生活状况抽样调查成果显示，老年人的平均月收入只有人民币 1175 元，而入住养老机构的平均月收费为 1636 元，甚至于失能老人入住养老机构的每月收费达到了 2604 元，收

① 参见杨团：《中国长期照护的政策选择》，载《中国社会科学》2016 年第 11 期。

入与支出难以平衡。[①] 其三，更高层次的老年长期照护服务还缺乏统一的协调与布局，使很多老年人在有额外长期照护服务需求时，没有更多可选择的服务供应渠道。其四，既有的长期照护服务体系难以应对我国失能老人的增长速度及其日益增长的照护需求。国家统计局数据显示，2019 年我国失能老年人约为 4000 万人，在 2020 年我国 60 岁以上失能老人已超过 4200 万人，增长速度为 5%，占 60 岁以上老年人口的比例约为 16.6%，简单来说，在每 6 位老人中就有一位生活不能完全自理。[②] 而到了 2021 年，据统计，我国失能人数大约为 4500 万人，同比增长速度约为 7%，仅 1 年时间增长速度就已增加了两个百分点。根据国家医保局数据，2.64 亿 60 岁以上老人中的 4500 万失能人口中，仅 172 万老人享受到了长期护理险，由此可见，失能老人的增长速度过快导致的后果便是不能保证所有老年人都享受到充足的照护服务，现有的照护服务体系很难给所有老年人提供有保障的老年生活。[③]

2. 照护服务提供者的转变

老年长期照护服务涉及个人利益与公众利益，因此选择适合老年长期照护服务的社会共治模式，对促进照护服务行业具有极大的现实意义与价值。根据治理主体地位与治理行为方式的不同，社会共治理论将社会治理划分为三种基本模式：完全共治、协同共治与参与共治。其中，完全共治是政府参与下的多元主体治理模式，多元主体之间的地位是平等的，通过协作共担治理责任与风险；协同共治则是在政府的协调下，多元治理主体协商形成各方均可接受的治理方案，实现理性决策；而参与共治模式下，政府居于主导地位，社会各类主体积极响应与配合，共同推动各项治理任务有效落实。

我国主要采取的是参与共治模式。我国传统老年长期照护服务的供给均是在政府的主导下完成的，但政府的供给能力有限且较为单一，老年长期照护服务需求如今又呈现出多样化，需要更多的照护服务提供者参与到老年长期照

① 参见王震：《我国长期照护服务供给的现状、问题及建议》，载《中国医疗保险》2018 年第 9 期。

② 参见王小婷：《我国失能老人超 4200 万，大约每 6 位老人中有 1 位无法自理》，载 http://www.ddcpc.cn/news/202105/t20210510_5307547.shtml。

③ 参见韦晓宁、陈鑫：《4500 万失能老人，上亿家庭的照护需求，怎么办?》，载医药界，http://www.cnzhilian.com/jiankang/2022-09-06/603295.html。

护服务体系中。中国特色社会主义在进入新时代后，涌现出了更加多元化的老年长期照护服务提供者。其一，2020 年发布的《关于进一步推进"互联网 + 护理服务"试点工作的通知》中强调要引导医疗机构加入照护服务提供者队伍，因大多高龄老人患有不同程度的疾病，医疗机构的加入可以让照护服务更加专业化。其二，2021 年，在《关于全面加强老年健康服务工作的通知》中，鼓励建立护理院（中心），鼓励二级及以下医院以及医疗卫生机构等与护理站建立签约合作关系，提供更加全面的老年长期照护服务。其三，2022 年《"十四五"健康老龄化规划》提出，完善与家庭、社区以及机构相联系的照护服务体系。鼓励社会力量利用社区配套用房等建设护理站，为老年人提供照护服务，鼓励社区卫生服务中心同有关机构合作，扩充照护服务提供者的队伍。

目前，随着照护服务提供者的转变，老年长期照护服务不再由政府"大包大揽"，而是通过政府购买服务的方式促进各类主体共同参与治理。例如，照护服务提供者的多样化促进了照护服务种类的多样化，长期护理保险试点城市的服务在内容上已经基本可分为基础护理服务和专业护理服务。比如，成都市在基础护理和专业护理的基础上，还增设了功能维护类，感觉、认知及精神照护类，风险防范类等更全面、专业的服务项目。①

3. 现实挑战与政策导向

当前，随着老龄化速度的加快，我国人口老龄化程度将进一步加深，老年人健康状况不容乐观。但康复医院、养老院和临终关怀中心等存在公办机构数量不足、质量不高，民办机构费用畸高、管理混乱等问题，导致供需矛盾难以化解，老年长期照护服务能力亟待加强。如今，我国已经转向高质量发展阶段，经济实力显著增强，为实现国家老年长期照护服务标准化运作提供了一定的物质基础。《"十四五"健康老龄化规划》中强调要健全老年健康标准规范体系，加快基本社会服务标准的研制，助力改善老年人生活品质，实现老年长期照护服务标准化的正常运行。以医养结合服务标准、老年健康标准、老年社会资助标准，

① 参见青羊区医疗保障局：《长期护理保险政策要点》，载青羊区人民政府官网，http://www.cdqingyang.gov.cn//qyq/c136813/2022-10/13/content_a727f78d0090400f99aeb2423646d265.shtml。

推动制定一批体现我国特色、适应服务管理需要的养老服务标准。在老年长期照护服务领域,为贯彻《"十四五"健康老龄化规划》的战略部署,应加速构建完善的需求评估标准体系、过程控制标准体系及绩效评估标准体系等。这些评估标准体系需在全国范围内实现跨部门的互认,以进一步提升老年长期照护服务的标准化供给水平。同时,应积极探索能够促进老年长期照护服务标准化运行的新策略。

(二)新时代背景下的域外启示

1. 构建多元主体合作机制

据统计,与4500万失能老人相比,我国约有50万的照护人员,失能老人和照护人员的比例约为9:1,由此可见老年人与护理人员的比例严重失衡,护理人员的工作非常繁重。① 在新时代的老年长期照护服务体系建设中,政府、市场、家庭和个人等多方主体应发挥出多元主体协同合作的力量,扩大老年照护服务队伍,补齐服务短板,补足我国在护理人员数量上的短缺。在英国、德国和荷兰,其均通过引入营利性组织的方式为老年人提供长期照护服务,增加家庭照护服务提供者和照护机构供应商数量,以大幅度提高照护服务的质量。老年长期照护服务既关乎医疗服务又与社会服务紧密相连,注重多元主体合作的优势在于,这样不仅可以减轻政府负担,还可以提高市场竞争力,也为实现照护服务过程的公平提供了重要路径。② 另外,其还可以探索供给服务主体的合作机制,赋予各社会主体参与照护服务体系的权利,保障老年长期照护服务标准化的运行。

2. 建立照护服务供给标准体系

只有照护服务供给实现了标准化,多样化的照护服务才会有基础规范和基本依据。英国、德国以及荷兰等提前进入老龄化的国家在老龄社会治理和老年

---

① 参见丁超弋:《我国养老护理员仅占8% 国家卫健委:要把护理员这支队伍建立起来》,载央视新闻,http://m.news.cctv.com/2021/05/12/ARTI9q6df7xTQ3qCVDiUdFI3210512.shtml。

② 参见刘乃睿、于新循:《论我国孝道传统下老年人长期照护制度的构建》,载《西南大学学报(社会科学版)》2008年第5期。

人权益保障方面有一个共同的经验，即上述各国在老年长期照护方面均构建了具体的供给标准体系。我国目前尚未颁布关于长期照护服务供给标准的政策文件，这不仅造成了老年长期照护市场秩序的紊乱，也增加了照护市场监管评估的难度。因此，需要结合我国国情，合理参考域外长期照护服务标准，构建我国老年长期照护服务供给标准体系。

3. 统一长期照护人员培训标准

目前我国尚未形成有关照护人员培养的标准，在此方面可学习借鉴域外有益经验，确定长期照护人员的工作目标、工作途径以及考核指标，明确老年长期照护服务人员培训的标准。例如，德国双元制的培养教育模式，该模式下，长期照护服务人员在学习理论的同时，会进行合理的模拟任务，改变了单一的培养教育模式，增加了实践环节，鼓励长期照护服务人员到照护服务机构进行社会实践。同时，中央政府负责联系和协调地方政府的长期照护培养教育工作，对长期照护人员信息进行入库监管，确保持续规模化、科学化地发展老年长期照护服务人员队伍。在统一协调的基础上，根据当地的经济发展情况和人口老龄化的特点，各地可以适当调整长期照护人员的培训时间和课程内容。①

4. 制定更加全面的照护需求评估标准

虽然我国各地根据不同的实际情况采取了更加细致的评定标准，但多数城市的评定标准仅以生活能力为主要依据，而未将精神状态、失能失智情况、认知能力等潜在生理障碍纳入评估体系中。由此导致需求等级与实际照护的差异，需求和供给的矛盾无法解决。纵观域外老年长期照护服务的发展，可发现老年长期照护服务的标准化运行都是建立在照护需求评估标准之上的。我国可以根据实际情况，借鉴域外有益经验，以老年人护理服务的需求评估为基础，依据老人的失能程度，扩宽评估维度，培育专业性强的评估队伍，划分不同的失能等级，在全国层面探索建立涵盖多个维度、基于大数据动态调整的统一的需求评估标准。

---

① 参见刘晓雪：《建立适合中国国情的长期照护服务制度》，载《社会福利（理论版）》2013 年第 1 期。

三、基于平衡计分卡的老年长期照护服务绩效评估框架的构建

此次研究通过借鉴企业管理的常用运营工具——平衡计分卡的基本原理，从多个角度分析平衡计分卡在长期照护服务绩效评估适用中的可行性，结合目前长期照护服务的实际情况和指标特征，构建科学的老年长期照护服务绩效评估体系。

（一）平衡计分卡的基本介绍

平衡计分卡（Balanced Score Card，BSC）起源于美国哈佛商学院，其作为一种企业组织绩效衡量工具，是以股东、顾客、员工和管理者等四个主体为角度，具体从财务、客户、内部运营、学习与成长四个维度，将组织的战略目标落实为可操作的衡量指标和目标值的一种新型绩效评估体系。[①]

平衡计分卡的财务维度是最终目的，旨在促进组织资金的有效利用，其考虑的是股东如何看待组织；客户维度是核心，其目的在于总结顾客对组织的看法；内部运营维度是重点，其考察组织具有哪些长处，目的在于长善补失；学习与成长维度是保证，其反思组织能否继续提高和创造价值。这四个维度是互相关联的，只有保证各方利益之协调，才能更好地达成战略落实之目的。[②]

（二）基于平衡计分卡的老年长期照护服务整体战略目标分析

基于平衡计分卡的老年长期照护服务绩效评估体系建设，离不开其战略目标的确定，只有明确长期照护服务绩效评估之战略目标，才能更高效、科学地以此为基础合理规划各项绩效评估指标，罗伯特·卡普兰和大卫·诺顿在其编著的《平衡计分卡——化战略为行动》[③]一书中提到，平衡计分卡将企业的使命和战略化为一套指标，这些指标为战略衡量和管理系统提供了框架支撑。因此，

---

① 参见莫燕聂：《平衡计分卡应用研究综述和展望》，载《老字号品牌营销》2023 年第 1 期。

② 参见林夏：《基于平衡计分卡的财政项目支出绩效评价研究》，载《现代营销（下旬刊）》2022 年第 7 期。

③ 参见［美］罗伯特·卡普兰、［美］大卫·诺顿：《平衡计分卡——化战略为行动》，刘俊勇、孙薇译，广东经济出版社 2013 年版，第 123 ~ 127 页。

此次研究围绕长期照护服务制度的发展与实施现状,对长期照护服务绩效评估和标准化供给策略的战略重心分析如下:

第一,有必要构建老年长期照护服务绩效评估框架并明确指标体系,实时测量老年长期照护服务的绩效水平,并通过对绩效结果与照护需求进行对比分析,为老年长期照护服务的绩效评估指标演进和标准化供给策略完善提供数据和理论支撑。

第二,开展老年长期照护服务的绩效评估,有助于发现目前老年长期照护服务存在的现实问题,并为老年长期照护服务供给的标准化路径提供参考,为政府决策和政策改进提供意见支持,最终达到提升老年长期照护服务质量和服务效果的目的。

(三)基于平衡计分卡的老年长期照护服务绩效评估框架设计

目前老年长期照护服务模式主要有居家照护、社区照护与机构照护。首先,居家照护与社区照护提供的服务内容主要是日常生活照料和康复服务,服务方式为到户服务及中心式服务,总体是以养为主,养护结合;而机构照护的服务内容除了基本的日常料理,还有医疗护理与宁养服务,服务方式为院舍服务、日间医院照护和临终宁养,总体是养护结合、医养融合。其次,居家照护与社区照护的照护对象主要是患有慢性病或者轻度失能的老人;机构照护的照护对象主要是患有急性病、临终或者重度失能的老年人。

1. 四个维度之具体内容

平衡计分卡最初是为了通过对企业的绩效进行评价,从而改善企业的经营管理而设计的,企业的战略中心是追求利润最大化。但老年长期照护服务绩效评估是以提升长期照护的服务水平和质量为战略目标,从而推进长期照护服务标准化供给策略之完善。因此,平衡计分卡原理中企业所构造的财务、客户、内部运营、学习与成长四个维度的框架并不适用于老年长期照护的绩效评估,此次研究认为在实践层面有必要依照老年长期照护服务的发展特征与战略中心,在应用平衡计分卡提升绩效评估水平时,对该工具的四个维度的内容进行适当修正。

此次研究根据老年长期照护服务的基本特征,对其绩效评估的四个维度指标设计如图3－1所示。第一,在财务维度,通过对服务资源适用效率、服务项目完成率、财务投入与产出比率等进行分析,反映出长期照护服务提供主体的财务运作状况;第二,在客户维度则体现为满意度评价,满意度的评价主体不仅涉及服务对象还涉及其亲属及监护人等;第三,在内部运营维度主要包含内部人员配置、队伍运营管理、医疗护理服务质量等内容;第四,在学习与成长维度则体现为持续发展建设,主要表现为进一步提高长期照护服务质量而应进行的组织建设,比如人才队伍管理与文化建设、资源合理分配与有效利用、组织结构能力等。老年长期照护服务绩效评估的平衡计分卡结构如图3－1所示。

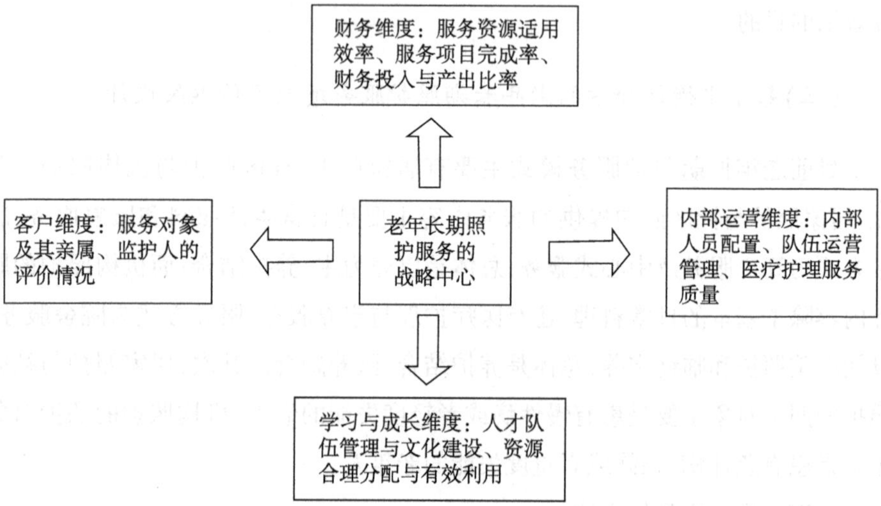

图3－1 老年长期照护服务绩效评估的平衡计分卡基本框架

2. 老年长期照护服务绩效评估的指标及权重设计

(1)第一轮老年长期照护服务绩效评估指标及权重设计

基于老年长期照护服务模式之间的服务主体、内容、方式及特点等的不同,此次研究在第一轮长期照护服务绩效管理指标设计中认为居家照护、社区照护与机构照护的平衡计分卡绩效评估具体指标内容应有所差别。例如,供给主体差异显著,居家照护服务的提供者多为被照护者的亲属,社区照护服务的提供者包括社区工作人员、服务机构工作人员、志愿者等,机构照护服务的提供者是机构工作人员。最重要的区别是，相较于居家照护服务，机构照护服务还涉及内部员工的经营管理等问题。因此，在老年长期照护服务绩效评估的平衡计分卡基本框架下，此次研究分别从机构与非机构照护两个角度，对老年长期照护服务绩效评估进行指标及权重设计，具体如表3-1至表3-5所示。

表3-1　老年长期照护服务绩效评估的一级指标筛选

一级指标	权重	重要性	必需性
财务维度	30%	5	5
客户维度	30%	5	5
内部运营维度	20%	4	4
学习与成长维度	20%	4	4
修改意见：专家指出应将“非机构老年长期照护服务绩效指标”与“机构老年长期照护服务绩效指标”融为一体			

填表说明：分数请填整数。重要性：填写“1-5”，“1”为不重要，“5”为最重要；必需性：填写“1-5”，“1”为不需要，“5”为最需要；可获得性：填写“1-5”，“1”为不可获得，“5”为最易获得。权重请按每一类指标计算，权重和为100%。

表3-2　非机构老年长期照护服务绩效评估的二级指标筛选

一级指标	二级指标	权重	重要性	必需性	可获得性
1　财务维度	1.1　收入构成	50%	4	4	2
	1.2　投入构成	50%	5	5	3
修改意见：					
2　客户维度	2.1　服务对象（老人及其亲属、监护人）的满意度	20%	4	5	2
	2.2　服务内容评价	30%	5	5	3
	2.3　服务环境评价	30%	5	4	4
	2.4　政府支持度	20%	4	5	3
修改意见：					

续表

<table>
<tr><th>一级指标</th><th>二级指标</th><th>权重</th><th>重要性</th><th>必需性</th><th>可获得性</th></tr>
<tr><td rowspan="3">3　内部运营维度</td><td>3.1　服务质量控制能力</td><td>30%</td><td>5</td><td>5</td><td>2</td></tr>
<tr><td>3.2　服务流程创新改造能力</td><td>30%</td><td>5</td><td>5</td><td>3</td></tr>
<tr><td>3.3　服务专业化程度</td><td>40%</td><td>5</td><td>5</td><td>4</td></tr>
<tr><td colspan="6">修改意见：</td></tr>
<tr><td>4　学习与成长维度</td><td>4.1　服务人员满意度</td><td>100%</td><td>5</td><td>4</td><td>4</td></tr>
<tr><td colspan="6">修改意见：</td></tr>
</table>

填表说明：分数请填整数。重要性：填写“1－5”，“1”为不重要，“5”为最重要；必需性：填写“1－5”，“1”为不需要，“5”为最需要；可获得性：填写“1－5”，“1”为不可获得，“5”为最易获得。权重请按每一类指标计算，权重和为100%。

表3－3　非机构老年长期照护服务绩效评估的三级指标筛选

<table>
<tr><th>二级指标</th><th>三级指标</th><th>权重</th><th>重要性</th><th>必需性</th><th>可获得性</th></tr>
<tr><td>1.1　收入构成</td><td>1.1.1　政府援助、补助服务收入占比</td><td>100%</td><td>5</td><td>5</td><td>4</td></tr>
<tr><td colspan="6">修改意见：</td></tr>
<tr><td rowspan="2">1.2　投入构成</td><td>1.2.1　医疗资源投入</td><td>50%</td><td>5</td><td>5</td><td>3</td></tr>
<tr><td>1.2.2　人工成本投入</td><td>50%</td><td>5</td><td>5</td><td>4</td></tr>
<tr><td colspan="6">修改意见：</td></tr>
<tr><td rowspan="3">2.1　服务对象（老人及其亲属、监护人）的满意度</td><td>2.1.1　服务对象（老人及其亲属、监护人）投诉次数</td><td>35%</td><td>5</td><td>5</td><td>4</td></tr>
<tr><td>2.1.2　服务对象（老人）流失率</td><td>35%</td><td>4</td><td>5</td><td>4</td></tr>
<tr><td>2.1.3　新增服务对象（老人）数量</td><td>30%</td><td>4</td><td>4</td><td>4</td></tr>
</table>

续表

二级指标	三级指标	权重	重要性	必需性	可获得性
修改意见：					
2.2　服务内容评价	2.2.1　非治疗性照护服务评价	20%	4	5	5
	2.2.2　功能维护服务评价	20%	4	5	5
	2.2.3　风险维护服务评价	20%	4	5	5
	2.2.4　生活照料服务评价	20%	4	5	5
	2.2.5　精神慰藉服务评价	20%	4	5	5
修改意见：					
2.3　服务环境评价	2.3.1　居住环境的卫生状况评价	50%	5	5	4
	2.3.2　居住环境的治安状况评价	50%	5	5	4
修改意见：					
2.4　政府支持度	2.4.1　您是否属于政府援助、补助对象	25%	5	5	4
	2.4.2　居家养老的长期护理保险标准(元/月·人)	25%	5	5	4
	2.4.3　当地是否出台文件对长期护理保险补贴标准和对象进行明确	25%	4	5	4
	2.4.4　长期护理保险补贴在近几年有无增长	25%	5	5	4

续表

二级指标	三级指标	权重	重要性	必需性	可获得性
修改意见：专家指出应考虑将“政府支持度”修改为“政府支持的获得感”					
3.1 服务质量控制能力	3.1.1 服务项目的完成率	35%	4	4	3
	3.1.2 有效投诉完成率	35%	4	4	3
	3.1.3 电话回访的满意率	30%	4	4	3
修改意见：					
3.2 服务流程创新改造能力	3.2.1 服务申请处理时效	100%	5	5	4
修改意见：					
3.3 服务专业化程度	3.3.1 每年新增特殊服务项目数量	50%	5	5	4
	3.3.2 服务人员的受教育水平	50%	5	5	4
修改意见：					
4.1 服务人员满意度	4.1.1 服务人员建议诉求反馈实施率	30%	4	5	5
	4.1.2 服务人员得到服务对象（老人）物质、精神感谢次数	30%	4	4	5
	4.1.3 服务人员的受奖惩比重	40%	5	4	4
修改意见：专家指出可以将“服务人员建议诉求反馈实施率”放入“2.1.服务对象（老人及其亲属、监护人）的满意度”中					

填表说明：分数请填整数。重要性：填写“1－5”，“1”为不重要，“5”为最重要；必需性：填写“1－5”，“1”为不需要，“5”为最需要；可获得性：填写“1－5”，“1”为不可获得，“5”为最易获得。权重请按每一类指标计算，权重和为100%。

表 3－4　机构老年长期照护服务绩效评估的二级指标筛选

一级指标	二级指标	权重	重要性	必需性	可获得性
1　财务维度	1.1　收入构成	30%	4	4	2
	1.2　财务监督	30%	4	4	3
	1.3　投入构成	40%	5	5	3
修改意见：专家指出可考虑加入“社会保障”内容					
2　客户维度	2.1　服务对象（老人及其亲属、监护人）的满意度	35%	4	5	2
	2.2　服务内容评价	35%	5	5	3
	2.3　政府支持度	30%	5	4	4
修改意见：					
3　内部运营维度	3.1　服务质量控制能力	20%	5	5	2
	3.2　服务设施	20%	5	5	3
	3.3　队伍建设	20%	5	5	4
	3.4　服务流程创新改造能力	20%	5	4	4
	3.5　员工培训	20%	5	4	4
修改意见：					
4　学习与成长维度	4.1　员工满意度	50%	5	4	4
	4.2　服务技能	50%	5	5	4
修改意见：					

填表说明：分数请填整数。重要性：填写“1－5”，“1”为不重要，“5”为最重要；必需性：填写“1－5”，“1”为不需要，“5”为最需要；可获得性：填写“1－5”，“1”为不可获得，“5”为最易获得。权重请按每一类指标计算，权重和为100%。

表 3－5　机构老年长期照护服务绩效评估的三级指标筛选

二级指标	三级指标	权重	重要性	必需性	可获得性
1.1　收入构成	1.1.1　政府援助、补助服务收入占比	50%	5	5	4
	1.1.2　自助服务收入占比	50%	5	4	4
修改意见：					
1.2　财务监督	1.2.1　是否实现收支平衡	100%	5	4	3
修改意见：					
1.3　投入构成	1.3.1　医疗资源投入	50%	5	5	3
	1.3.2　人工成本投入	50%	5	5	4
修改意见：					
2.1　服务对象(老人及其亲属、监护人)的满意度	2.1.1　服务对象(老人及其亲属、监护人)投诉次数	35%	5	5	4
	2.1.2　服务对象(老人)流失率	35%	4	5	4
	2.1.3　新增服务对象(老人)数量	30%	4	4	4
修改意见：					
2.2　服务内容评价	2.2.1　医疗保健服务评价	35%	4	5	5
	2.2.2　生活照料服务评价	35%	4	5	5
	2.2.3　精神慰藉服务评价	30%	4	5	5
修改意见：					

续表

二级指标	三级指标	权重	重要性	必需性	可获得性
2.3　政府支持度	2.3.1　您是否属于政府集中托养、供养的对象	20%	5	5	4
	2.3.2　机构养老的长期护理保险补贴标准(元/月·人)	20%	5	5	4
	2.3.3　当地是否出台文件对长期护理保险补贴标准和对象进行明确	20%	4	5	4
	2.3.4　长期护理保险补贴在近几年有无增长	20%	5	5	5
	2.3.5　您是否属于政府援助、补助对象	20%	5	4	4
修改意见：					
3.1　服务质量控制能力	3.1.1　服务项目的完成率	25%	4	4	4
	3.1.2　投诉反馈的满意率	25%	4	5	4
	3.1.3　电话回访的满意率	25%	5	4	4
	3.1.4　各部门及入住老人的疑问解答时长	25%	5	4	4
修改意见：					
3.2　服务设施	3.2.1　生活照料状况	20%	5	5	4
	3.2.2　文体娱乐设施状况	20%	5	5	3
	3.2.3　医疗保健设施状况	20%	5	4	4

续表

二级指标	三级指标	权重	重要性	必需性	可获得性
3.2 服务设施	3.2.4 安全设施状况	20%	5	4	4
	3.2.5 生活照料状况	20%	4	5	4
修改意见：					
3.3 队伍建设	3.3.1 医疗人员占比	50%	5	5	4
	3.3.2 护理人员占比	50%	5	5	4
修改意见：					
3.4 服务流程创新改造能力	3.4.1 服务申请处理时效	35%	5	4	4
	3.4.2 是否制定标准化的照护服务	35%	4	4	3
	3.4.3 每年新增特殊服务项目数量	30%	5	5	4
修改意见：专家指出应将“服务申请处理时效”放入“学习与成长维度”					
3.5 员工培训	3.5.1 全体员工的培训完成率	35%	4	4	3
	3.5.2 每年开展针对性业务培训次数	35%	4	4	3
	3.5.3 每年培训支出比例	30%	5	5	4
修改意见：					
4.1 员工满意度	4.1.1 员工受奖惩次数	25%	5	5	4
	4.1.2 员工建议诉求反馈实施率	25%	5	4	5

续表

二级指标	三级指标	权重	重要性	必需性	可获得性
4.1　员工满意度	4.1.3　员工流失率	25%	5	4	4
	4.1.4　员工得到服务对象(老人)物质、精神感谢次数	25%	4	5	5
修改意见:专家指出"员工流失率"应属于忠诚度层面					
4.2　服务技能	4.2.1　服务过程中安全事故发生率	35%	4	5	5
	4.2.2　员工与服务对象(老人)比例	35%	4	4	5
	4.2.3　员工双证(家政技能专业证书和养老护理员专业证书)持有率	30%	5	5	4
修改意见:专家指出应将"服务技能"修正为"员工能力";添加"员工忠诚度",将"员工流失率"加入其中;考虑加入"组织结构能力"					

填表说明:分数请填整数。重要性:填写"1－5","1"为不重要,"5"为最重要;必需性:填写"1－5","1"为不需要,"5"为最需要;可获得性:填写"1－5","1"为不可获得,"5"为最易获得。权重请按每一类指标计算,权重和为100%。

专家对初拟的指标体系进行分析后,根据下列因素对专家判断的影响程度填写下表,在相应选项下打"√",如表3－6所示。

表3－6　判断依据及其影响程度量化

判断依据	对专家判断的影响程度			
	大	中	小	无
理论分析		√		
实践经验		√		
国内外同行的了解	√			
直觉	√			

(2)第二轮老年长期照护服务绩效评估指标及权重设计

在整合第一轮的专家修改意见的基础上,此次研究构建出了第二轮的老年长期照护绩效评估指标及权重设计,如表3-7、表3-8和表3-9所示。第二轮的老年长期照护绩效评估指标相较于第一轮而言,主要是统一了居家或社区照护服务以及机构照护服务的绩效评估指标。统一的绩效评估指标能够为不同类型的长期照护服务设定相同的质量标准,原因有以下几方面:首先,服务内容具有共同性,无论是居家、社区还是机构照护,都应该包括生活照料(如协助进食、洗漱等)、医疗护理(如伤口护理、药物管理等)和精神慰藉(如陪伴聊天、组织娱乐活动等)等基本服务项目。通过统一的绩效评估指标,可以确保这些服务在各个照护场景下都能达到基本的质量要求。其次,服务模式具有共同性。通过家庭床位政策的实施,到2025年,全国计划新增家庭养老床位50万张以上。家庭床位是指依托符合条件的养老服务机构,以家庭照护为基础,通过居家环境适老化改造、智能化管理等手段,将专业照护服务延伸至老年人家中,使老年人在家享受"类机构"的专业照护服务的一种养老服务模式。实际上,通过家庭床位政策实现了家庭、社区和机构照护服务的有机整合。采用统一的绩效评估指标更有利于行业规范和专业化发展。最后,统一的绩效评估指标能促使服务提供者提升专业护理水平,为失能老人提供公平的服务环境,更有利于维护失能老人权益。

表3-7 老年长期照护服务绩效评估的一级指标筛选

一级指标	权重	重要性	必需性
财务维度	30%	5	5
客户维度	30%	5	5
内部运营维度	20%	4	4
学习与成长维度	20%	4	4
修改意见:			

填表说明:分数请填整数。重要性:填写"1-5","1"为不重要,"5"为最重要;必需性:填写"1-5","1"为不需要,"5"为最需要;可获得性:填写"1-5","1"为不可获得,"5"为最易获得。权重请按每一类指标计算,权重和为100%。

表3-8　老年长期照护服务绩效评估的二级指标筛选

一级指标	二级指标	权重	重要性	必需性	可获得性
1　财务维度	1.1　收入构成	25%	4	4	2
	1.2　投入构成	25%	5	5	3
	1.3　社会保障	25%	5	5	3
	1.4　财务监督	25%	4	4	4
修改意见：					
2　客户维度	2.1　政府支持的可获得感	20%	4	5	2
	2.2　服务内容评价	20%	5	5	3
	2.3　服务对象(老人及其亲属、监护人)的满意度	20%	5	5	3
	2.4　服务环境评价	20%	5	4	4
	2.5　健康生活水平	20%	4	5	3
修改意见：					
3　内部运营维度	3.1　医疗服务	15%	5	5	2
	3.2　卫生服务	15%	5	5	3
	3.3　养老服务	15%	5	5	4
	3.4　配套服务	15%	5	4	3
	3.5　队伍建设	15%	5	5	3
	3.6　服务流程创新改造能力	15%	5	4	3
	3.7　服务质量控制能力	10%	4	3	3
修改意见：					

续表

一级指标	二级指标	权重	重要性	必需性	可获得性
4　学习与成长维度	4.1　员工满意度	20%	5	4	4
	4.2　员工忠诚度	20%	5	4	3
	4.3　员工技能水平	20%	5	4	4
	4.4　组织结构能力	20%	4	4	4
	4.5　政府对机构长期照护服务的监督与评价（政府购买养老服务）	20%	5	4	5
修改意见：					

填表说明：分数请填整数。重要性：填写“1－5”，“1”为不重要，“5”为最重要；必需性：填写“1－5”，“1”为不需要，“5”为最需要；可获得性：填写“1－5”，“1”为不可获得，“5”为最易获得。权重请按每一类指标计算，权重和为100%。

表3－9　老年长期照护服务绩效评估的三级指标筛选

二级指标	三级指标	权重	重要性	必需性	可获得性	备注
1.1　收入构成	1.1.1　政府援助、补助服务收入占比	20%	5	5	4	
	1.1.2　机构自助服务的收入占比（机构）	20%	4	3	4	
	1.1.3　家庭成员的收入占比	20%	5	4	4	
	1.1.4　老人（被照护者）的收入占比	20%	4	5	4	
	1.1.5　社会公益支持的收入占比	20%	5	4	4	

续表

二级指标	三级指标	权重	重要性	必需性	可获得性	备注
修改意见：						
1.2 投入构成	1.2.1 医疗资源投入的占比	50%	5	4	4	
	1.2.2 人工成本投入的占比	50%	5	4	5	
修改意见：						
1.3 社会保障	1.3.1 老年长期照护服务年度财政专项资金的人均增长率	20%	5	5	3	
	1.3.2 年度福利公益金用于老年长期照护服务的比例	20%	5	5	4	
	1.3.3 纳入医保报销医养结合机构的比例	20%	5	5	4	
	1.3.4 纳入医保报销家庭病床的比例	20%	5	4	5	
	1.3.5 长期护理保险的覆盖率	10%	5	4	5	
	1.3.6 年度社会资本投入老年长期照护服务的占比	10%	4	4	4	其中投入老年长期照护服务的资金，占专项投入的比例
修改意见：						
1.4 财务监督	1.4.1 实现收支平衡的机构覆盖率	50%	5	5	3	
	1.4.2 老年长期照护的收费标准是否合理	50%	4	4	3	

续表

二级指标	三级指标	权重	重要性	必需性	可获得性	备注
修改意见：						
2.1 政府支持的可获得感	2.1.1 您是否属于政府援助、补助对象	20%	4	4	3	
	2.1.2 组织保障的完善程度	20%	5	5	4	(1)是否纳入地方政府经济社会发展规划或制订地方失能老人养老发展计划; (2)是否成立工作推进委员会,成员职责分工明确,建立联席会议制度; (3)是否制定激励社会力量参与的政策; (4)是否建立地方老年健康服务工作督导机制; (5)当地是否出台文件对长期护理保险补贴标准和对象进行明确
	2.1.3 老年长期照护服务的长期护理保险补贴标准(元/月·人)	20%	5	5	4	
	2.1.4 近几年的长期护理保险补贴有无增长	20%	5	5	4	

续表

二级指标	三级指标	权重	重要性	必需性	可获得性	备注
2.1　政府支持的可获得感	2.1.5　当地政府的照护服务给付标准	20%	5	4	4	
修改意见：						
2.2　服务内容评价	2.2.1　个人卫生服务评价	20%	5	5	4	
	2.2.2　生活护理服务评价	20%	5	5	4	
	2.2.3　疾病治疗服务评价	20%	5	5	4	
	2.2.4　专业康复服务评价	20%	5	5	5	
	2.2.5　心理支持服务评价	10%	5	5	4	
	2.2.6　个人隐私保护评价	10%	5	4	5	
修改意见：						
2.3　服务对象（老人及其亲属、监护人）的满意度	2.3.1　服务对象（老人及其亲属、监护人）的投诉次数（次/月）	20%	5	5	4	
	2.3.2　每年服务对象的流失率	20%	4	5	4	
	2.3.3　新增服务对象的数量（人/月）	20%	4	4	4	
	2.3.4　每年民事案件的发生率（服务对象为起诉主体）	20%	5	4	4	

续表

二级指标	三级指标	权重	重要性	必需性	可获得性	备注
2.3　服务对象(老人及其亲属、监护人)的满意度	2.3.5　每年刑事案件的发生率(服务对象为起诉主体)	10%	5	5	4	
	2.3.6　每年行政案件的发生率(服务对象为起诉主体)	10%	5	5	5	
修改意见:						
2.4　服务环境评价	2.4.1　居住环境的卫生状况	50%	4	5	4	
	2.4.2　居住环境的治安状况	50%	4	5	5	
修改意见:						
2.5　健康生活水平	2.5.1　老年人的失能程度分布	25%	4	5	5	
	2.5.2　老年人的总体健康素养水平	25%	4	5	5	
	2.5.3　经常参加锻炼的老年人口比例	25%	4	5	5	
	2.5.4　经常参与社会活动的老年人口比例	25%	4	5	5	
修改意见:						
3.1　医养服务	3.1.1　养老机构内设医疗机构的比率	10%	4	4	3	
	3.1.2　养老机构与医疗机构合作签约率	10%	4	4	3	
	3.1.3　签约医疗机构对养老机构医生培训率	10%	4	4	3	

续表

二级指标	三级指标	权重	重要性	必需性	可获得性	备注
3.1　医养服务	3.1.4　基层医疗卫生机构(卫生院、护理站)护理床位占比	25%	4	4	3	
	3.1.5　三级中医医院设置康复科的比例	15%	5	5	3	
	3.1.6　二级及以上综合性医院设置老年医学科的比例	10%	5	5	3	
	3.1.7　提供安宁疗护服务的社区卫生服务中心(卫生院、护理站)的比例	10%	5	5	3	包括机构或居家安宁疗护
	3.1.8　医养结合服务信息纳入国家基本公共卫生服务管理平台的比例	10%	5	5	3	
修改意见：						
3.2　卫生服务	3.2.1　多形式的老年健康教育开展率	20%	5	5	4	长期照护机构或者社区通过宣传栏、讲座等方式向老年人普及健康教育知识
	3.2.2　基础生活护理服务的覆盖率	20%	5	5	4	提供该服务的机构数量占总调查机构的比例
	3.2.3　专业医疗护理服务的覆盖率	20%	4	5	4	
	3.2.4　专业康复服务的覆盖率	20%	5	5	4	

续表

二级指标	三级指标	权重	重要性	必需性	可获得性	备注
3.2　卫生服务	3.2.5　老年人心理援助服务的覆盖率	20%	5	5	4	
修改意见：						
3.3　养老服务	3.3.1　养老机构床位的使用率	35%	5	5	4	
	3.3.2　智慧健康养老(互联网+养老)的覆盖率	20%	5	5	4	
	3.3.3　家庭养老床位服务的供给率	30%	5	5	3	提供家庭养老床位数/所调研60岁以上老人数×100%
	3.3.4　特困老人的集中供养率	15%	4	5	3	集中供养特困老人数/所调研特困老人数×100%
修改意见：						
3.4　配套服务	3.4.1　制定长期照护服务标准和管理规范的比例	30%	5	5	4	以所调研机构数量为单位
	3.4.2　建立机构、社区和居家安宁疗护相结合的工作机制的比例	25%	5	5	3	以所调研机构数量为单位
	3.4.3　建立医养结合机构诊疗转诊机制的比例	25%	5	5	3	以所调研机构数量为单位
	3.4.4　建成老年友善医疗机构的比例	10%	4	4	3	

续表

二级指标	三级指标	权重	重要性	必需性	可获得性	备注
3.4　配套服务	3.4.5　医疗卫生机构建立老年人挂号、就医绿色通道的比例	10%	5	4	4	
修改意见：						
3.5　队伍建设	3.5.1　养老机构的医疗人员数量占比	10%	4	5	3	
	3.5.2　养老机构的护理人员数量占比	10%	4	5	4	
	3.5.3　制定服务人员的进入或退出机制的比例	10%	4	5	4	
	3.5.4　建立护理人员培训及职称晋升机制的比例	20%	4	4	3	养老护理人员、失能照护专业人才培训和服务人员及照护者的岗前培训、岗位职业技能培训及职业晋升机制(以所调研机构数量为单位计)
	3.5.5　全体员工的培训完成率	20%	5	5	4	
	3.5.6　每年开展针对性业务培训的次数	20%	5	5	4	
	3.5.7　每年培训支出比例	10%	5	4	3	

续表

二级指标	三级指标	权重	重要性	必需性	可获得性	备注
修改意见：						
3.6 服务流程创新改造能力	3.6.1 制定内部服务改进机制的比例	50%	4	5	4	
	3.6.2 平均每年新增特殊服务项目数量	50%	5	5	4	
修改意见：						
3.7 服务质量控制能力	3.7.1 服务项目的完成率	20%	5	4	4	
	3.7.2 投诉反馈的满意率	20%	5	5	4	
	3.7.3 电话回访的满意率	10%	5	5	4	
	3.7.4 员工建议诉求反馈实施率	10%	4	5	4	
	3.7.5 机构各部门及入住老人的疑问解答时长	10%	4	4	3	
	3.7.6 是否定期检查文体娱乐设施状况	10%	5	5	4	
	3.7.7 是否定期检查医疗保健设施状况	10%	5	5	4	
	3.7.8 是否定期检查安保设施状况	10%	5	5	4	
修改意见：						
4.1 员工满意度	4.1.1 员工受奖惩的次数(次/月)	30%	4	5	5	

续表

二级指标	三级指标	权重	重要性	必需性	可获得性	备注
4.1　员工满意度	4.1.2　员工得到服务对象（老人及其亲属、监护人）物质、精神感谢的次数（次/月）	30%	4	5	4	
	4.1.3　每年员工获得提升的比率	40%	5	4	5	
修改意见：						
4.2　员工忠诚度	4.2.1　每年员工的流失率	50%	5	5	4	
	4.2.2　每年民事案件的发生率（员工起诉机构）	50%	5	4	4	主要是合同及侵权纠纷
修改意见：						
4.3　员工技能水平	4.3.1　每年服务过程中安全事故的发生率	25%	4	5	5	
	4.3.2　员工与服务对象（老人）的比例	25%	4	4	5	
	4.3.3　员工双证（家政技能专业证书和养老护理员专业证书）的持有率	50%	4	5	4	
修改意见：						
4.4　组织结构能力	4.4.1　传达信息或者反馈的平均时间	20%	4	5	4	
	4.4.2　服务申请的处理时效	40%	4	5	4	

续表

二级指标	三级指标	权重	重要性	必需性	可获得性	备注
4.4　组织结构能力	4.4.3　制定内部决策机制的比例	40%	4	5	5	
修改意见：						
4.5　政府对机构长期照护服务的监督与评价（政府购买养老服务）	4.5.1　每年行政案件的发生率（机构作为起诉主体）	30%	5	5	4	
	4.5.2　政府要求机构承担违约责任的次数（次/年）	30%	5	5	4	
	4.5.3　政府对机构长期照护服务的评价	40%	5	5	5	
修改意见：						

填表说明：分数请填整数。重要性：填写“1－5”，“1”为不重要，“5”为最重要；必需性：填写“1－5”，“1”为不需要，“5”为最需要；可获得性：填写“1－5”，“1”为不可获得，“5”为最易获得。权重请按每一类指标计算，权重和为100%。

专家对第二轮的指标体系进行分析后，根据下列因素对专家判断的影响程度填写下表，在相应选项下打“√”，如表3－10所示。

表3－10　判断依据及其影响程度量化

判断依据	对专家判断的影响程度			
	大	中	小	无
理论分析		√		
实践经验	√			
国内外同行的了解	√			
直觉	√			

四、构建老年长期照护服务标准化供给体系

对重庆、成都等地的长期护理保险政策文件进行深入分析，发现地方的长

期护理保险标准化供给内容主要体现在过程控制标准方面，即对日常生活照料、治疗性照料、非治疗性照料等具体照护服务内容的标准予以明确，但并未涉及老年照护服务的需求评估标准以及绩效评估标准。国家层面应构建更为完整的老年长期照护服务标准化供给体系，该体系要包括需求评估标准体系（指标科学、量表统一、内容公开、评估机构专业化等）、过程控制标准体系（人员配置、流程管理、信息甄别、设施保障、安保卫生、收费标准等）及绩效评估标准体系（服务人员的专业化、服务项目的完成率、服务内容与需求的匹配度、服务对象及其家属的满意度、决策的有效性与资源的适用效率等）。通过构建科学的老年长期照护服务标准化供给体系，可实现绩效最优和标准化程度最高的目标。

（一）需求评估标准体系的构建

如表3-11所示，老年长期照护服务的需求评估标准体系共包括“基本情况”“身体状况及日常生活能力”“长期照护服务现状”“照护服务意愿和需求”这四个方面。其中老年人的“基本情况”包含性别、年龄、婚姻状况、受教育程度、月收入、主要经济来源、居住状态、享有何种医疗保障等具体内容；“身体状况及日常生活能力”包含老年人所患的慢性病、失能程度等内容，失能程度应从行为能力、认知能力、感知觉与沟通能力等方面予以认定；“长期照护服务现状”包含日常生活费用每月开支、最大生活支出、超出自身负担能力支出的提供者等内容；“照护服务意愿和需求”包含希望接受什么样的照护服务，对现在或者未来发生的护理费用能否支付，希望由谁来作为长期照护者，目前的长期照护服务需求，对照护服务在日常生活照料、基础医疗、心理慰藉、社会交往、满足自我实现等方面的满意程度等内容。

一方面，将老年人的基本情况、年龄结构、学历结构、收入结构、不同程度的失能老人生活中面临的最大困难、期望的照护服务方式、照护费用支付情况、长期照护服务需求等内容纳入需求评估体系，可总结出经济水平、文化水平、失能程度、长期照护服务的选择方式对老年长期照护服务需求之影响；另一方面，通过调查老年人对日常生活照料、基础医疗服务、心理慰藉、社会交往、满足自我实现方面的评价，可归纳当今老年长期照护服务的多层次需求，并将其与长期照护服务现状进行对比分析，确定需求的真实性与合理性，进一步以此为老年长期照护服务标准化供给策略的需求评估标准体系之构建提供现实支撑。

表3-11 老年长期照护服务的需求评估标准体系

评估标准	二级评估内容	三级评估内容
1 基本情况	1.1 性别	1.1.1 男
		1.1.2 女
	1.2 年龄	1.2.1 60—70岁
		1.2.2 70—80岁
		1.2.3 80岁以上
	1.3 婚姻状况	1.3.1 未婚
		1.3.2 已婚
		1.3.3 丧偶
		1.3.4 离异
	1.4 受教育程度	1.4.1 未受教育
		1.4.2 小学
		1.4.3 初中
		1.4.4 高中
		1.4.5 大学及以上
	1.5 月收入	1.5.1 无收入
		1.5.2 500元以下
		1.5.3 501—1000元
		1.5.4 1001—3000元
		1.5.5 3001—5000元
		1.5.6 5001—8000元
		1.5.7 8001元以上

续表

评估标准	二级评估内容	三级评估内容
1　基本情况	1.6　主要经济来源	1.6.1　退休金
		1.6.2　养老金
		1.6.3　商业养老保险
		1.6.4　医疗保险
		1.6.5　其他社会保障金
		1.6.6　配偶收入
		1.6.7　自己的积蓄
		1.6.8　子女亲友供给
		1.6.9　个人劳动收入
		1.6.10　社会救助
		1.6.11　其他收入
	1.7　居住状态	1.7.1　独居
		1.7.2　与配偶、子女居住
		1.7.3　与其他亲属居住
		1.7.4　与亲属以外的人居住
		1.7.5　在养老机构居住
	1.8　享有何种医疗保障	1.8.1　城镇职工医疗保险
		1.8.2　城乡居民基本医疗保险
		1.8.3　新型农村合作医疗
		1.8.4　商业医疗保险
2　身体状况及日常生活能力	2.1　患有何种慢性病	2.1.1　无慢性病
		2.1.2　患1种慢性病
		2.1.3　患2种及以上慢性病
	2.2　您现在这种身体状态已经持续多长时间	2.2.1　半年以下
		2.2.2　半年至1年
		2.2.3　1年以上

续表

评估标准	二级评估内容	三级评估内容
2　身体状况及日常生活能力	2.3　从行为能力判断失能程度	2.3.1　轻度失能
		2.3.2　中度失能
		2.3.3　重度失能
	2.4　以下生活项目中您有几项不能独立完成(3项以上可以申请长期护理失能等级评估)	2.4.1　进食:部分或全部靠喂食或鼻饲
		2.4.2　大小便控制:失控或需要帮助处理大小便
		2.4.3　洗澡:洗澡过程中须他人帮助
		2.4.4　穿衣:完全不能穿或需要他人拿衣穿衣
		2.4.5　用厕:不能用厕或需要部分帮助
		2.4.6　床椅转移:卧床不起或较大程度依赖别人搀扶或者使用轮椅等辅助工具才能移动
	2.5　以下认知能力项目您有几项满足(3项以下需要申请长期护理失能等级评估)	2.5.1　时间定向:时间观念很差,分不清年月日
		2.5.2　人物定向:不认识任何人或只认识极少数日常同住的亲人或照护者
		2.5.3　空间定向:不能单独外出,不清楚自己的居住地址
		2.5.4　记忆力:对过往事物有少部分正确记忆,没有近期记忆
	2.6　以下感知觉与沟通能力项目您有几项满足	2.6.1　视力;只能辨认光、颜色和形状等大致轮廓或完全失明
		2.6.2　听力:需要讲话者大声说话或者语速很慢,或完全失聪
		2.6.3　沟通能力:不能完全理解他人的话,只能以简单的词语和手势表达,或完全无法表达和沟通

续表

评估标准	二级评估内容	三级评估内容
3　长期照护服务现状	3.1　日常生活费用每月开支	3.1.1　500元以下
		3.1.2　501元至1000元
		3.1.3　1001元及以上
	3.2　最大生活支出部分	3.2.1　衣食住行
		3.2.2　医疗健康
		3.2.3　文化娱乐
	3.3　超出自身负担能力的支出由谁提供	3.3.1　配偶、子女
		3.3.2　其他亲属
		3.3.3　亲属以外的其他人
4　照护服务意愿和需求	4.1　在“目前”的状态下，您希望接受什么样的照护服务	4.1.1　居家照护
		4.1.2　机构照护
		4.1.3　日间照护
		4.1.4　居家和机构照护相结合
	4.2　您认为根据您现在的收入状况，对现在或者未来发生的护理费用能否支付	4.2.1　能
		4.2.2　不能
		4.2.3　不确定
	4.3　如果需要长期照护，您希望由谁来照顾	4.3.1　配偶
		4.3.2　子女
		4.3.3　其他近亲属
		4.3.4　亲属以外的监护人
	4.4　您目前的长期照护服务需求有哪些	4.4.1　非治疗性照护（用药指导、特殊皮肤护理、吸氧照护等）
		4.4.2　功能维护（关节被动活动、翻身训练、生活及运动功能维护等）
		4.4.3　风险防范（保护性行动指导、防止跌倒/坠床、防止噎食/误吸等）

续表

评估标准	二级评估内容	三级评估内容
4　照护服务意愿和需求	4.4　您目前的长期照护服务需求有哪些	4.4.4　生活照料（理发、全身清洁、修剪指甲等）
		4.4.5　感觉、认知、精神慰藉（指导人物辨认、保持环境稳定、交谈陪护安抚情绪等）
		4.4.6　制订专门的使用者服务计划
	4.5　您对目前照护服务在日常生活照料方面的满意程度	4.5.1　非常满意
		4.5.2　比较满意
		4.5.3　一般满意
		4.5.4　很不满意
	4.6　您对目前照护服务在基础医疗方面的满意程度	4.6.1　非常满意
		4.6.2　比较满意
		4.6.3　一般满意
		4.6.4　很不满意
	4.7　您对目前照护服务在心理慰藉方面的满意程度	4.7.1　非常满意
		4.7.2　比较满意
		4.7.3　一般满意
		4.7.4　很不满意
	4.8　您对目前照护服务在社会交往方面的满意程度	4.8.1　非常满意
		4.8.2　比较满意
		4.8.3　一般满意
		4.8.4　很不满意
	4.9　您对目前照护服务在满足自我实现方面的满意程度	4.9.1　非常满意
		4.9.2　比较满意
		4.9.3　一般满意
		4.9.4　很不满意
	4.10　您对目前长期照护服务投诉制度的满意程度	4.10.1　非常满意
		4.10.2　比较满意
		4.10.3　一般满意
		4.10.4　很不满意

续表

评估标准	二级评估内容	三级评估内容
4　照护服务意愿和需求	4.11　您对目前长期照护服务个人隐私保护的满意程度	4.11.1　非常满意
		4.11.2　比较满意
		4.11.3　一般满意
		4.11.4　很不满意

(二)过程控制标准体系的构建

此次研究所构建的过程控制标准体系是老年长期照护机构内部运营的重要依据。由于老年长期照护服务强制性标准的缺乏,法院在认定侵权责任时往往错误适用法律,要求无过错的老年长期照护服务机构承担一定责任。因此,在该体系当中确定强制性国家标准,对机构侵权责任与违约责任的认定具有重要作用,有利于促进公平正义价值的实现。如表 3－12 所示,老年长期照护服务的内部运营与管理主要涉及服务提供和人才管理,即医养、卫生、养老、配套服务和员工队伍建设。第一,“医养服务的覆盖程度”主要是从养老机构与医疗机构联结的紧密程度来分析,比如养老机构内设医疗机构的比率、养老机构与医疗机构合作签约率、签约医疗机构对养老机构医生培训率等。第二,“卫生服务的覆盖程度”主要包含多形式的老年健康教育开展率,基础生活护理服务、专业医疗护理服务的覆盖率等。第三,随着“互联网＋”的快速发展,“养老服务的覆盖程度”评估标准不仅包含养老机构床位的使用率、家庭养老床位服务的供给率,还包括智慧健康养老(互联网＋养老)的覆盖率等。第四,“配套服务的覆盖程度”主要包含制定长期照护服务标准和管理规范的比例,建立机构、社区和居家安宁疗护相结合工作机制的比例,建立医养结合机构诊疗转诊机制的比例,建成老年友善医疗机构的比例等内容。第五,“饮食照料服务”的内容包括帮助进食/水和鼻饲两种。第六,“排泄照料服务”的内容包括帮助如厕、失禁护理、床上使用便器、人工取便、集尿袋更换。第七,“移动照料服务”包括协助翻身叩背排痰、压疮预防护理、借助器具移动、上下楼照护等。第八,“清洁照料服务”的内容包括理发/洗发,全身清洁,头面部清洁、梳洗,手足部清洁,指、趾甲护理,口腔清洁等。第九,"日常给药服务"包括外用药涂抹、药物喂服和直肠给药。第十,"膳食营养干预服务"包括基本膳食服务、能量与蛋白质摄入等。第十一,"医疗照料护理服务"包括睡眠照护指导、生命体征监测、气管切开照护等内容。第十二,"预防康复护理服务"包括生活能力训练与认知能力训练等。第十三,"感觉、认知及精神照护服务"包括定向力维护、精神慰藉类服务等。第十四,"风险防范类服务"包括保护性限制指导,跌倒、坠床风险照护指导,噎食、误吸风险照护指导等。第十五,"队伍建设"也是内部运营与管理的重要内容,此次研究认为队伍建设离不开对养老机构的医疗、护理人员的人数占比,服务人员的进入、退出及晋升机制,员工的培训情况的具体分析。以上指标是从宏观和微观两个角度对老年长期照护服务的内容进行评估。从宏观的角度看,配套服务、医养服务、卫生服务和养老服务的覆盖程度可反映出该区域内提供老年长期照护服务的机构的医养结合、专业护理和养老水平;从微观的角度看,可将该评估指标体系中提供的老年长期照护服务的内容划分为四类,第五项至第十项的内容属于日常基本照料服务,第十一项和第十二项的内容属于医养照料服务,其包括治疗性服务与非治疗性服务,第十三项属于精神照护服务,第十四项属于风险防范类服务。此次研究中的日常基本照料服务、医养照料服务、精神照护服务、风险防范服务等皆属老年长期照护服务领域的强制性国家标准,强制性国家标准属于该领域的最低标准,其他属于推荐性国家标准。法院可根据强制性老年长期照护服务国家标准,在共同侵权中认定养老机构存在的侵权行为,从而要求其承担适当法律责任。

此外,"服务流程创新改造能力"和"服务质量控制能力"也可作为估量长期照护服务机构的内部管理水平和服务创新能力的重要指标。具体而言,制定内部服务改进机制的比例和平均每年新增特殊服务项目数量是机构内部衡量"服务流程创新改造能力"的重要标准。服务项目的完成率,投诉反馈的满意率,电话回访的满意率,员工建议诉求的反馈实施率,机构各部门及入住老人的疑问解答时长,是否定期检查文体娱乐设施、医疗保健设施、安保设施状况等皆为评估机构"服务质量控制能力"的重要内容。

表3－12　老年长期照护服务的过程控制标准体系

评估标准	二级评估内容	三级评估内容
1　医养服务的覆盖程度	1.1　养老机构内设医疗机构的比率	1.1.1　30%以下
		1.1.2　30%—50%（达标）
		1.1.3　50%—80%
		1.1.4　80%以上
	1.2　养老机构与医疗机构合作签约率	1.2.1　30%以下
		1.2.2　30%—50%（达标）
		1.2.3　50%—80%
		1.2.4　80%以上
	1.3　签约医疗机构对养老机构医生培训率	1.3.1　30%以下
		1.3.2　30%—50%（达标）
		1.3.3　50%—80%
		1.3.4　80%以上
	1.4　基层医疗卫生机构（卫生院、护理站）护理床位的占比	1.4.1　30%以下
		1.4.2　30%—50%（达标）
		1.4.3　50%—80%
		1.4.4　80%以上
	1.5　三级中医医院设置康复科的比例	1.5.1　30%以下
		1.5.2　30%—50%（达标）
		1.5.3　50%—80%
		1.5.4　80%以上
	1.6　二级及以上综合性医院设立老年医学科的比例	1.6.1　30%以下
		1.6.2　30%—50%（达标）
		1.6.3　50%—80%
		1.6.4　80%以上

续表

评估标准	二级评估内容	三级评估内容
1　医养服务的覆盖程度	1.7　提供安宁疗护服务的社区卫生服务中心（卫生院、护理站）的比例	1.7.1　30%以下
		1.7.2　30%—50%（达标）
		1.7.3　50%—80%
		1.7.4　80%以上
	1.8　医养结合服务信息纳入国家基本公卫服务管理平台的比例	1.8.1　30%以下
		1.8.2　30%—50%（达标）
		1.8.3　50%—80%
		1.8.4　80%以上
2　卫生服务的覆盖程度	2.1　多形式的老年健康教育开展率	2.1.1　30%以下
		2.1.2　30%—50%（达标）
		2.1.3　50%—80%
		2.1.4　80%以上
	2.2　基础生活护理服务的覆盖率	2.2.1　30%以下
		2.2.2　30%—50%（达标）
		2.2.3　50%—80%
		2.2.4　80%以上
	2.3　专业医疗护理服务的覆盖率	2.3.1　30%以下
		2.3.2　30%—50%（达标）
		2.3.3　50%—80%
		2.3.4　80%以上
	2.4　专业康复服务的覆盖率	2.4.1　30%以下
		2.4.2　30%—50%（达标）
		2.4.3　50%—80%
		2.4.4　80%以上
	2.5　老年人心理援助服务的覆盖率	2.5.1　30%以下
		2.5.2　30%—50%（达标）
		2.5.3　50%—80%
		2.5.4　80%以上

续表

评估标准	二级评估内容	三级评估内容
3　养老服务的覆盖程度	3.1　养老机构床位的使用率	3.1.1　30%以下
		3.1.2　30%—50%(达标)
		3.1.3　50%—80%
		3.1.4　80%以上
	3.2　智慧健康养老(互联网+养老)的覆盖率	3.2.1　30%以下
		3.2.2　30%—50%(达标)
		3.2.3　50%—80%
		3.2.4　80%以上
	3.3　家庭养老床位服务的供给率	3.3.1　30%以下
		3.3.2　30%—50%(达标)
		3.3.3　50%—80%
		3.3.4　80%以上
	3.4　特困老人的集中供养率	3.4.1　30%以下
		3.4.2　30%—50%(达标)
		3.4.3　50%—80%
		3.4.4　80%以上
4　配套服务的覆盖程度	4.1　制定长期照护服务标准和管理规范的比例	4.1.1　30%以下
		4.1.2　30%—50%(达标)
		4.1.3　50%—80%
		4.1.4　80%以上
	4.2　建立机构、社区和居家安宁疗护相结合工作机制的比例	4.2.1　30%以下
		4.2.2　30%—50%(达标)
		4.2.3　50%—80%
		4.2.4　80%以上
	4.3　建立医养结合机构诊疗转诊机制的比例	4.3.1　30%以下
		4.3.2　30%—50%(达标)
		4.3.3　50%—80%
		4.3.4　80%以上

续表

评估标准	二级评估内容	三级评估内容
4　配套服务的覆盖程度	4.4　建成老年友善医疗机构的比例	4.4.1　30%以下
		4.4.2　30%—50%(达标)
		4.4.3　50%—80%
		4.4.4　80%以上
	4.5　医疗卫生机构建立老年人挂号、就医绿色通道的比例	4.5.1　30%以下
		4.5.2　30%—50%(达标)
		4.5.3　50%—80%
		4.5.4　80%以上
	4.6　建立内部投诉制度的比例	4.6.1　30%以下
		4.6.2　30%—50%(达标)
		4.6.3　50%—80%
		4.6.4　80%以上
5　饮食照料服务	5.1　帮助进食/水	5.1.1　机构护理:根据护理对象饮食习惯和要求,原则3—5次/日
		5.1.2　居家护理:根据护理对象饮食习惯和要求,原则3—5次/日
	5.2　鼻饲	5.2.1　机构护理:根据护理对象饮食习惯和要求,原则3—5次/日
		5.2.2　居家护理:根据护理对象饮食习惯和要求,原则3—5次/日
6　排泄照料服务	6.1　帮助如厕	6.1.1　机构护理:根据护理对象需要,必要时
		6.1.2　居家护理:根据护理对象需要,必要时
	6.2　失禁护理	6.2.1　机构护理:根据护理对象需要,必要时
		6.2.2　居家护理:根据护理对象需要,必要时
	6.3　床上使用便器	6.3.1　机构护理:根据护理对象需要,必要时
		6.3.2　居家护理:根据护理对象需要,必要时

续表

评估标准	二级评估内容	三级评估内容
6　排泄照料服务	6.4　人工取便	6.4.1　机构护理:根据护理对象需要,必要时
		6.4.2　居家护理:根据护理对象需要,必要时
	6.5　集尿袋更换	6.5.1　机构护理:根据护理对象需要,必要时
		6.5.2　居家护理:根据护理对象需要,必要时
7　移动照料服务	7.1　协助翻身叩背排痰	7.1.1　机构护理:根据护理对象需要,每天不少于3次
		7.1.2　居家护理:根据护理对象需要,每天不少于3次
	7.2　压疮预防护理	7.2.1　机构护理:根据护理对象需要,必要时
		7.2.2　居家护理:根据护理对象需要,必要时
	7.3　借助器具移动	7.3.1　机构护理:根据护理对象需要,每天不少于1次
		7.3.2　居家护理:根据护理对象需要,每天不少于1次
	7.4　上下楼照护	7.4.1　机构护理:根据护理对象需要,每天不少于3次
		7.4.2　居家护理:根据护理对象需要,每天不少于3次
8　清洁照料服务	8.1　理发、洗发	8.1.1　机构护理:根据护理对象身体状况,原则上冬季1次/周,夏季2次/周
		8.1.2　居家护理:根据护理对象身体状况,原则上冬季1次/周,夏季2次/周
	8.2　全身清洁	8.2.1　机构护理:根据护理对象身体状况,原则上冬季1次/周,夏季2次/周
		8.2.2　居家护理:根据护理对象身体状况,原则上冬季1次/周,夏季2次/周

续表

评估标准	二级评估内容	三级评估内容
8 清洁照料服务	8.3 头面部清洁、梳洗	8.3.1 机构护理:面部清洁不低于2次/日,梳头不低于2次/日,剃须不低于2次/周
		8.3.2 居家护理:面部清洁不低于2次/日,梳头不低于2次/日,剃须不低于2次/周
	8.4 手足部清洁	8.4.1 机构护理:手部清洁不低于3次/日,足部清洁不低于1次/日
		8.4.2 居家护理:手部清洁不低于3次/日,足部清洁不低于1次/日
	8.5 指、趾甲护理	8.5.1 机构护理:2次/月
		8.5.2 居家护理:2次/月
	8.6 口腔清洁	8.6.1 机构护理:可根据护理对象清洁习惯,原则上2次/日
		8.6.2 居家护理:可根据护理对象清洁习惯,原则上2次/日
	8.7 整理更换床单	8.7.1 机构护理:可根据护理对象清洁习惯,原则上2次/周
		8.7.2 居家护理:可根据护理对象清洁习惯,原则上2次/周
	8.8 会阴清洁照护	8.8.1 机构护理:1次/日
		8.8.2 居家护理:1次/日
9 日常给药服务	9.1 外用药涂抹	请遵医嘱选择合适的外用药
	9.2 药物喂服	请遵医嘱协助老人服药
	9.3 直肠给药	保持双手干净,取出合适的药物,吸入注射器内,并安排好直肠给药导管,使用时应挤出少数液体润滑开口处

续表

评估标准	二级评估内容	三级评估内容
10　膳食营养干预服务	10.1　基本膳食服务	10.1.1　机构护理:根据护理对象具体习惯而定,原则上3次/日
		10.1.2　居家护理:根据护理对象具体习惯而定,原则上3次/日
	10.2　能量与蛋白质摄入	10.2.1　机构护理:根据护理对象具体习惯而定,原则上3次/周
		10.2.2　居家护理:根据护理对象具体习惯而定,原则上3次/周
	10.3　蔬菜与水果摄入	10.3.1　机构护理:根据护理对象具体习惯而定,原则上3次/周
		10.3.2　居家护理:根据护理对象具体习惯而定,原则上3次/周
	10.4　水摄入	10.4.1　机构护理:根据护理对象具体习惯而定,原则上5次/日
		10.4.2　居家护理:根据护理对象具体习惯而定,原则上5次/日
11　医疗照料护理服务	11.1　睡眠照护指导	观察了解照护对象睡眠规律;控制照护对象的日间睡眠;提供安静、安全的睡眠场所
	11.2　生命体征监测	从呼吸、脉搏、体温、血压等方面做好生命体征监测
	11.3　居住环境安全照护指导	结合《民政部、国家发展改革委、财政部等关于加快实施老年人居家适老化改造工程的指导意见》做好居住环境安全照护
	11.4　更换保留胃管	将鼻胃管经鼻腔插入胃内(包括耗材胃管、纱布、石蜡油、50ml注射器)
	11.5　更换留置尿管(导尿术)	在严格无菌操作下,用导尿管经尿道插入膀胱引流尿液

续表

评估标准	二级评估内容	三级评估内容
11　医疗照料护理服务	11.6　气管切开照护	应对已经切开的颈段气管进行护理及指导
	11.7　鼻饲置管	患者采取侧卧位,插管时动作应当轻稳,在鼻子部位用胶布固定鼻饲管
	11.8　药物管理	药品应按照规定进行储蓄区分且均在有效期内,药品的外包装上应精确标注失能人员的信息
	11.9　压疮伤口换药	根据失能老人的病情以及压疮伤口的局部情况选择合适的伤口清洗液,进行无菌操作
	11.10　肌肉、皮下注射	严格遵循核对制度,符合无菌技术、标准预防、安全给药原则
	11.11　静脉注射	选择合适的静脉,按照医疗规程使用扎紧血带及一次性垫巾,对皮肤进行常规性消毒,待干,二次核查以排尽空气
	11.12　雾化吸入	将药液用生理盐水将其稀释至30—50ml导入雾化罐内,检查没有漏水之后,将雾化罐放入水槽之中,盖紧水槽盖;协助失能老人采取合适的卧位,接通电源,调整所需时间
	11.13　导尿	选择合适的导尿管,严格遵循无菌技术操作原则
	11.14　造口护理	用生理盐水或者温水清洗造口及其皮肤周围,并用纸巾或者纱布擦干
	11.15　吸氧	谨遵医嘱选择合适的氧疗方法,调节合适的氧流量,密切关注失能人员的氧气治疗效果
	11.16　血糖监测	确定失能人员手指酒精消毒干透之后实施采血,采血量充足,试纸试区完全变成红色,将结果告知失能人员及家属,并记录
	11.17　灌肠	与医嘱相核对,做好准备,灌肠溶液的浓度、剂量以及温度应适宜。协助失能老人采取仰卧位和左侧卧位
	11.18　静脉血标本采集	采用真空试管,并且按照正确的顺序和要求采集血标本

续表

评估标准	二级评估内容	三级评估内容
11　医疗照料护理服务	11.19　经外周静脉置入中心静脉导管(PICC)维护	安排具有相关资质的医护人员严格按照规范进行操作、护理
12　预防康复护理服务	12.1　日常生活	合理布置失能老人的康复护理环境,将床椅摆在适当位置,将所有的生活用品摆在适当位置
	12.2　肢体训练	使用正确手法对失能人员的肢体进行缓慢被动运动,预防肌肉及关节的萎缩或者退化
	12.3　床上移动	恢复独立或辅助从床的一侧转移到另一侧或从仰卧位转移到侧卧位能力的训练
	12.4　床椅转移	恢复独立或辅助由床上移动到轮椅或由轮椅移动到床上能力的训练
	12.5　站立训练	训练其独立站立能力,从坐卧转移到站立或从站立转移到坐卧的能力
	12.6　行走训练	在护理人员应陪同或扶持下,训练其独立行走和辅助行走的能力
	12.7　吞咽训练	根据失能老人的情况,按照生活自理能力训练要求,训练其吞咽能力
	12.8　言语训练	训练要求训练失能人员语言能力,提高言语发音清晰度、流畅性及沟通交流能力
	12.9　记忆力训练	通过复数法、回忆法以及排序法对记忆力予以恢复及强化训练
	12.10　其他	根据失能人员的具体情况采取适宜引导与训练方式
13　感觉、认知及精神照护服务	13.1　定向力维护	13.1.1　机构护理:4 次/月,每次不低于 30 分钟
		13.1.2　居家护理:4 次/月,每次不低于 30 分钟
	13.2　精神慰藉类服务	13.2.1　机构护理:4 次/月,每次不低于 30 分钟
		13.2.2　居家护理:4 次/月,每次不低于 30 分钟

续表

评估标准	二级评估内容	三级评估内容
13 感觉、认知及精神照护服务	13.3 精神行为异常照护(1—低风险)	13.3.1 机构护理:4 次/月,每次不低于 30 分钟
		13.3.2 居家护理:4 次/月,每次不低于 30 分钟
	13.4 精神行为异常照护(2—高风险)	13.4.1 机构护理:4 次/月,每次不低于 30 分钟
		13.4.2 居家护理:4 次/月,每次不低于 30 分钟
14 风险防范类服务	14.1 保护性限制指导	14.1.1 机构护理:根据护理对象需要,必要时
		14.1.2 居家护理:根据护理对象需要,原则上 4 次/月
	14.2 跌倒、坠床风险照护指导	14.2.1 机构护理:根据护理对象需要,必要时
		14.2.2 居家护理:根据护理对象需要,原则上 4 次/月
	14.3 噎食、误吸风险照护指导	14.3.1 机构护理:根据护理对象需要,必要时
		14.3.2 居家护理:根据护理对象需要,原则上 4 次/月
	14.4 压力性损伤风险照护指导	14.4.1 机构护理:根据护理对象的需要,必要时
		14.4.2 居家护理:根据护理对象的需要,原则上 4 次/月
15 队伍建设	15.1 养老机构的医疗人员数量的占比	15.1.1 30% 以下
		15.1.2 30%—50%(达标)
		15.1.3 50%—80%
		15.1.4 80% 以上
	15.2 养老机构的护理人员数量的占比	15.2.1 30% 以下
		15.2.2 30%—50%(达标)
		15.2.3 50%—80%
		15.2.4 80% 以上
	15.3 制定服务人员的进入或退出机制的比例	15.3.1 30% 以下
		15.3.2 30%—50%(达标)
		15.3.3 50%—80%
		15.3.4 80% 以上

续表

评估标准	二级评估内容	三级评估内容
15　队伍建设	15.4　建立护理人员培训及职称晋升机制的比例	15.4.1　30%以下
		15.4.2　30%—50%(达标)
		15.4.3　50%—80%
		15.4.4　80%以上
	15.5　全体员工的培训的完成率	15.5.1　30%以下
		15.5.2　30%—50%(达标)
		15.5.3　50%—80%
		15.5.4　80%以上
	15.6　每年开展针对性业务培训的次数	15.6.1　1—3次(达标)
		15.6.2　3—5次
		15.6.3　5次以上
	15.7　每年培训支出的比例	15.7.1　30%以下
		15.7.2　30%—50%(达标)
		15.7.3　50%—80%
		15.7.4　80%以上
16　服务流程创新改造能力	16.1　是否为机构设立专门的开放参观通道	16.1.1　有
		16.1.2　没有
	16.2　是否为机构设立专门的网上信息门户	16.2.1　有
		16.2.2　没有
	16.3　制定内部服务改进机制的比例	16.3.1　30%以下
		16.3.2　30%—50%(达标)
		16.3.3　50%—80%
		16.3.4　80%以上
	16.4　平均每年新增特殊服务项目数量	16.4.1　1—3个(达标)
		16.4.2　3—5个
		16.4.3　5个以上

续表

评估标准	二级评估内容	三级评估内容
16　服务流程创新改造能力	16.5　是否为照护对象专门制定服务计划书	16.5.1　是
		16.5.2　否
17　服务质量控制能力	17.1　服务项目的完成率	17.1.1　30%以下
		17.1.2　30%—50%(达标)
		17.1.3　50%—80%
		17.1.4　80%以上
	17.2　投诉反馈的满意率	17.2.1　30%以下(很不满意)
		17.2.2　30%—50%(一般满意)
		17.2.3　50%—80%(比较满意)
		17.2.4　80%以上(非常满意)
	17.3　电话回访的满意率	17.3.1　30%以下(很不满意)
		17.3.2　30%—50%(一般满意)
		17.3.3　50%—80%(比较满意)
		17.3.4　80%以上(非常满意)
	17.4　员工建议诉求的反馈实施率	17.4.1　30%以下
		17.4.2　30%—50%(达标)
		17.4.3　50%—80%
		17.4.4　80%以上
	17.5　机构各部门及入住老人的疑问解答时长	17.5.1　低于30分钟
		17.5.2　30分钟以上1小时以下(达标)
		17.5.3　1小时以上
	17.6　定期检查文体娱乐设施状况	17.6.1　至少1次/周
		17.6.2　至少1次/月(达标)
		17.6.3　至少1次/半年
		17.6.4　至少1次/年
		17.6.5　没有定期检查

续表

评估标准	二级评估内容	三级评估内容
17　服务质量控制能力	17.7　定期检查医疗保健设施状况	17.7.1　至少1次/周
		17.7.2　至少1次/月(达标)
		17.7.3　至少1次/半年
		17.7.4　至少1次/年
		17.7.5　没有定期检查
	17.8　定期检查安保设施状况	17.8.1　至少1次/周
		17.8.2　至少1次/月(达标)
		17.8.3　至少1次/半年
		17.8.4　至少1次/年
		17.8.5　没有定期检查
	17.9　机构的家具设备状况	17.9.1　非常完善
		17.9.2　比较完善
		17.9.3　一般完善(达标)
		17.9.4　不完善
	17.10　机构的暖气与照明设备状况	17.10.1　非常完善
		17.10.2　比较完善
		17.10.3　一般完善(达标)
		17.10.4　不完善
	17.11　机构的卫生与感染设备状况	17.11.1　非常完善
		17.11.2　比较完善
		17.11.3　一般完善(达标)
		17.11.4　不完善
	17.12　机构的公共空间状况	17.12.1　非常完善
		17.12.2　比较完善
		17.12.3　一般完善(达标)
		17.12.4　不完善

(三)绩效评估标准体系的构建

老年长期照护服务的绩效评估标准体系之构建主要包含财务评估、客户评估、学习与成长评估这三个维度,如表3-13所示。

表3-13 老年长期照护服务的绩效评估标准体系

评估维度	评估标准	二级评估内容	三级评估内容
财务评估维度	1 收入构成	1.1 政府援助、补助服务收入占比	1.1.1 30%以下
			1.1.2 30%—50%(达标)
			1.1.3 50%—80%
			1.1.4 80%以上
		1.2 机构自助服务的收入占比(机构)	1.2.1 30%以下
			1.2.2 30%—50%(达标)
			1.2.3 50%—80%
			1.2.4 80%以上
		1.3 家庭成员的收入占比	1.3.1 30%以下
			1.3.2 30%—50%(达标)
			1.3.3 50%—80%
			1.3.4 80%以上
		1.4 老人(被照顾者)的收入占比	1.4.1 30%以下
			1.4.2 30%—50%(达标)
			1.4.3 50%—80%
			1.4.4 80%以上
		1.5 社会公益支持的收入占比	1.5.1 30%以下
			1.5.2 30%—50%(达标)
			1.5.3 50%—80%
			1.5.4 80%以上

续表

评估维度	评估标准	二级评估内容	三级评估内容
财务评估维度	2　投入构成	2.1　医疗资源投入的占比	2.1.1　30%以下
			2.1.2　30%—50%（达标）
			2.1.3　50%—80%
			2.1.4　80%以上
		2.2　人工成本投入的占比	2.2.1　30%以下
			2.2.2　30%—50%（达标）
			2.2.3　50%—80%
			2.2.4　80%以上
	3　社会保障	3.1　老年长期照护服务年度财政专项资金的人均增长率	3.1.1　30%以下
			3.1.2　30%—50%（达标）
			3.1.3　50%—80%
			3.1.4　80%以上
		3.2　年度福利公益金用于老年长期照护服务的比例	3.2.1　30%以下
			3.2.2　30%—50%（达标）
			3.2.3　50%—80%
			3.2.4　80%以上
		3.3　纳入医保报销医养结合机构的比例	3.3.1　30%以下
			3.3.2　30%—50%（达标）
			3.3.3　50%—80%
			3.3.4　80%以上
		3.4　纳入医保报销家庭病床的比例	3.4.1　30%以下
			3.4.2　30%—50%（达标）
			3.4.3　50%—80%
			3.4.4　80%以上
		3.5　长期护理保险的覆盖率	3.5.1　30%以下
			3.5.2　30%—50%（达标）
			3.5.3　50%—80%
			3.5.4　80%以上

续表

评估维度	评估标准	二级评估内容	三级评估内容
财务评估维度	3　社会保障	3.6　年度社会资本投入老年长期照护服务的占比	3.6.1　30%以下
			3.6.2　30%—50%(达标)
			3.6.3　50%—80%
			3.6.4　80%以上
	4　财务监督	4.1　实现收支平衡的机构覆盖率	4.1.1　30%以下
			4.1.2　30%—50%(达标)
			4.1.3　50%—80%
			4.1.4　80%以上
		4.2　老年长期照护服务的收费标准是否合理	4.2.1　非常合理
			4.2.2　比较合理
			4.2.3　一般合理(达标)
			4.2.4　很不合理
客户评估维度	1　政府支持的可获得感	1.1　您是否属于政府援助、补助对象	1.1.1　属于
			1.1.2　不属于
		1.2　组织保障的完善程度	1.2.1　非常完善
			1.2.2　比较完善
			1.2.3　一般完善(达标)
			1.2.4　很不完善
		1.3　老年长期照护服务的长期护理保险补贴标准(元/月·人)	根据各地的政策文件规定
		1.4　近几年的长期护理保险补贴有无增长	1.4.1　有
			1.4.2　无
			1.4.3　不清楚
		1.5　当地政府对照护服务的给付标准	1.5.1　现金给付
			1.5.2　直接给付
			1.5.3　照护服务套餐
			1.5.4　其他
			1.5.5　没有相关标准

续表

评估维度	评估标准	二级评估内容	三级评估内容
客户评估维度	2　服务内容评价	2.1　个人卫生服务评价	2.1.1　非常满意
			2.1.2　比较满意
			2.1.3　一般满意(达标)
			2.1.4　很不满意
		2.2　生活护理服务评价	2.2.1　非常满意
			2.2.2　比较满意
			2.2.3　一般满意(达标)
			2.2.4　很不满意
		2.3　疾病治疗服务评价	2.3.1　非常满意
			2.3.2　比较满意
			2.3.3　一般满意(达标)
			2.3.4　很不满意
		2.4　专业康复服务评价	2.4.1　非常满意
			2.4.2　比较满意
			2.4.3　一般满意(达标)
			2.4.4　很不满意
		2.5　心理支持服务评价	2.5.1　非常满意
			2.5.2　比较满意
			2.5.3　一般满意(达标)
			2.5.4　很不满意
		2.6　个人隐私保护评价	2.6.1　非常满意
			2.6.2　比较满意
			2.6.3　一般满意(达标)
			2.6.4　很不满意

续表

评估维度	评估标准	二级评估内容	三级评估内容
客户评估维度	3 服务对象(老人及其亲属、监护人)的满意度	3.1 服务对象(老人及其亲属、监护人)的投诉次数(次/月)	3.1.1 3次以下(达标)
			3.1.2 3—5次
			3.1.3 5—10次
			3.1.4 10次以上
		3.2 每月服务对象的流失率	3.2.1 30%以下
			3.2.2 30%—50%(达标)
			3.2.3 50%—80%
			3.2.4 80%以上
		3.3 新增服务对象的数量(人/月)	3.3.1 3个以下
			3.3.2 3—5个(达标)
			3.3.3 5—10个
			3.3.4 10个以上
		3.4 每年民事案件的发生率(服务对象为起诉主体)	3.4.1 30%以下
			3.4.2 30%—50%(达标)
			3.4.3 50%—80%
			3.4.4 80%以上
		3.5 每年刑事案件的发生率(服务对象为起诉主体)	3.5.1 30%以下
			3.5.2 30%—50%(达标)
			3.5.3 50%—80%
			3.5.4 80%以上
		3.6 每年行政案件的发生率(服务对象为起诉主体)	3.6.1 30%以下
			3.6.2 30%—50%(达标)
			3.6.3 50%—80%
			3.6.4 80%以上

续表

评估维度	评估标准	二级评估内容	三级评估内容
客户评估维度	4　服务环境评价	4.1　居住环境的卫生状况	4.1.1　非常满意
			4.1.2　比较满意
			4.1.3　一般满意(达标)
			4.1.4　很不满意
		4.2　居住环境的治安状况	4.2.1　非常满意
			4.2.2　比较满意
			4.2.3　一般满意(达标)
			4.2.4　很不满意
	5　健康生活水平	5.1　老年人的失能程度分布	5.1.1　以重度失能老人群体为主
			5.1.2　以中度失能老人群体为主
			5.1.3　以轻度失能老人群体为主
		5.2　老年人的总体健康素养水平	5.2.1　优秀
			5.2.2　良好(达标)
			5.2.3　一般
			5.2.4　较差
		5.3　经常参加锻炼的老年人口比例	5.3.1　30%以下
			5.3.2　30%—50%(达标)
			5.3.3　50%—80%
			5.3.4　80%以上
		5.4　经常参与社会活动的老年人口比例	5.4.1　30%以下
			5.4.2　30%—50%(达标)
			5.4.3　50%—80%
			5.4.4　80%以上

续表

评估维度	评估标准	二级评估内容	三级评估内容
学习与成长评估维度	1　员工满意度	1.1　员工受奖惩的次数(次/月)	1.1.1　3 次以下
			1.1.2　3—5 次(达标)
			1.1.3　5 次以上
		1.2　员工得到服务对象(老人及其亲属、监护人)物质、精神感谢的次数(次/月)	1.2.1　3 次以下
			1.2.2　3—5 次
			1.2.3　5 次以上
		1.3　每年员工获得提升的比率	1.3.1　30% 以下
			1.3.2　30%—50%(达标)
			1.3.3　50%—80%
			1.3.4　80% 以上
	2　员工忠诚度	2.1　每年员工的流失率	2.1.1　30% 以下
			2.1.2　30%—50%(达标)
			2.1.3　50%—80%
			2.1.4　80% 以上
		2.2　每年民事案件的发生率(员工起诉机构)	2.2.1　30% 以下
			2.2.2　30%—50%
			2.2.3　50%—80%
			2.2.4　80% 以上
	3　员工技能水平	3.1　每年服务过程中安全事故的发生率	3.1.1　30% 以下
			3.1.2　30%—50%
			3.1.3　50%—80%
			3.1.4　80% 以上
		3.2　员工与服务对象(老人)的比例	3.2.1　1/8 以下
			3.2.2　1/8—1/5(达标)
			3.2.3　1/5—1/3
			3.2.4　1/3 以上

续表

评估维度	评估标准	二级评估内容	三级评估内容
学习与成长评估维度	3　员工技能水平	3.3　员工双证(家政技能专业证书和养老护理员专业证书)的持有率	3.3.1　30%以下
			3.3.2　30%—50%(达标)
			3.3.3　50%—80%
			3.3.4　80%以上
	4　组织结构能力	4.1　传达信息或者接受服务反馈的平均时间	4.1.1　30分钟以下
			4.1.2　30分钟以上1小时以下(达标)
			4.1.3　1小时以上
		4.2　制定内部决策机制的比例	4.2.1　30%以下
			4.2.2　30%—50%(达标)
			4.2.3　50%—80%
			4.2.4　80%以上
		4.3　服务申请的处理时效	4.3.1　30分钟以下
			4.3.2　30分钟以上1小时以下(达标)
			4.3.3　1小时以上
	5　政府对机构长期照护服务的监督与评价(政府购买养老服务)	5.1　每年行政案件的发生率(机构作为起诉主体)	5.1.1　30%以下
			5.1.2　30%—50%
			5.1.3　50%—80%
			5.1.4　80%以上
		5.2　政府要求机构承担违约责任的次数(次/年)	5.2.1　0次
			5.2.2　1—5次(达标)
			5.2.3　5—10次
			5.2.4　10次以上
		5.3　政府对机构长期照护服务的评价	5.3.1　非常满意
			5.3.2　比较满意
			5.3.3　一般满意(达标)
			5.3.4　很不满意

第一,在财务评估维度,一共包含“收入构成”“投入构成”“社会保障”“财务监督”四项评估标准。首先,评估机构财务离不开对投入与收入构成的分析,由于长期护理保险试点范围的逐步扩大,各地的老年长期照护服务机构享有的政府扶持政策和社会公益资金支持程度的不同,以及部分选择居家养老的老年人的收入主要来源于自身及照顾者,因此,此次研究认为“收入构成”应包含政府援助、补助服务收入,机构自助服务收入,家庭成员的收入,老人(被照顾者)的收入,社会公益支持的收入等内容。

其次,近年来,国家政策层面鼓励推进养老机构医养结合发展,①因此,有必要在“投入构成”中规定医疗资源投入与人工成本投入等内容,以此作为评估机构医养结合程度的重要依据。

再次,部分地方政府为居家养老推行“家庭病床”政策,以为老年长期照护服务机构提供财政专项资金、医保报销等社会保障支持,部分福利公益基金和社会资本也会投入老年长期照护服务。因此,要在“社会保障”中纳入老年长期照护服务年度财政专项资金人均增长率,年度福利公益金用于老年长期照护服务的比例,医保报销医养结合机构的比例,医保报销家庭病床的比例,长期护理保险覆盖率,年度社会资本投入老年长期照护服务的占比等评估内容,作为考量社会保障对老年长期照护服务的资金支持的力度。

最后,此次研究在“财务监督”评估标准下设置有实现收支平衡的机构覆盖率和老年长期照护服务的收费标准两项内容。一方面,收支平衡可反映出老年长期照护服务机构的收入与支出之间的等量对比关系;另一方面,将收费标准纳入绩效管理,有助于监管老年长期照护服务项目的收费是否符合长期护理保险等相关政策的标准。

第二,在客户评估维度,包含有“政府支持的可获得感”、“服务内容评价”、“服务对象(老人及其亲属、监护人)的满意度”、“服务环境评价”以及“健康生活水平”五项评估标准。

---

① 参见《关于进一步推进医养结合发展的指导意见》,载中华人民共和国中央人民政府官网,http://www.gov.cn/zhengce/zhengceku/2022-07/22/content_5702161.htm。

从宏观层面上看,“政府支持的可获得感”这一评估标准包含是否属于政府援助、补助对象,组织保障的完善程度,老年长期照护服务的长期护理保险补贴标准,长期护理保险补贴在近几年有无增长等内容,其主要是从长期护理保险的实施状况和政府政策、计划保障这两个角度,探析有关支持老年长期照护服务的政策在老年群体的落实程度。

从微观层面上看,在提供老年长期照护服务的机构中,生活护理和卫生服务是最基本的服务内容。此外部分长期照护机构及专门的医疗机构还提供医养结合服务,因此疾病治疗和专业康复也是重要的服务内容。由此,此次研究在“服务内容评价”这一评估标准下设置了个人卫生服务评价、生活护理服务评价、疾病治疗服务评价、专业康复服务评价、心理支持服务评价、个人隐私保护评价等内容。此外,“服务对象(老人及其亲属、监护人)的满意度”“服务环境评价”“健康生活水平”也是从客户角度衡量长期照护服务水平的重要指标。

第三,在学习与成长评估维度的评估标准有“员工满意度”“员工忠诚度”“员工技能水平”“组织结构能力”“政府对机构长期照护服务的监督与评价(政府购买养老服务)”。学习与成长维度侧重于对员工的服务绩效的衡量,主要包含员工能力和信息系统能力。其中“员工满意度”、“员工忠诚度”以及“员工技能水平”是衡量员工能力的重要指标。“员工满意度”主要包括员工受奖惩次数,员工得到服务对象(老人及其亲属、监护人)物质、精神感谢次数,员工获得提升的比率等内容。“员工忠诚度”包含员工流失率、员工与机构之间关于劳动纠纷的司法案件发生率等内容。“员工技能水平”包括服务过程中安全事故的发生率、员工与服务对象(老人)的比例、员工双证(家政技能专业证书和养老护理员专业证书)的持有率等内容。此外,“组织结构能力”能凸显机构内部的信息协调与处理能力,如传达信息或者接受服务反馈的平均时间、机构对服务申请的处理时效等。在政府购买养老服务中,政府对机构长期照护服务内容的监督与评价指标主要包含行政案件的发生率、政府要求长期照护服务机构承担违约责任的次数等内容。

第四部分　绩效评估视角下老年长期照护服务标准化水平检验及影响因素分析
——基于四个长期护理保险试点城市的调研

一、长期护理保险试点城市老年长期照护服务供给模式介绍①

为了进一步探索、构建长期护理保险制度，健全社会保障体系，2016 年，人力资源和社会保障部办公厅制定了《关于开展长期护理保险制度试点的指导意见》，将包括成都、重庆、青岛在内的 15 个城市作为第一批试点城市。经过 4 年试点，部分城市在制度框架、运行机制、管理办法上取得了初步成效。为加快推进制度建设，2020 年国家医保局联合财政部出台了《关于扩大长期护理保险制度试点的指导意见》，该意见在全国新增 14 个城市作为第二批试点城市，包括天津、晋城等，并明确表示要集中力量深入探索符合我国国情的长期护理保险制度，在"十四五"期间形成符合我国国情的制度框架。因此，此次研究充分考虑试点城市的地理位置、试点批次和经济发展水平等的差异后，选取了成都、重庆、青岛、晋城作为典型试点城市进行调研，研究样本涉及东、中、西部地区的城市，新一线城市和四线城市，一、二批次试点城市，通过政策分析，梳理试点城市

---

① 以下论述分别来源：《成都市长期护理保险实施细则》，重庆市医疗保障局、重庆市财政局《关于扩大长期护理保险制度试点的实施意见》，重庆市医疗保障局办公室《关于印发重庆市长期护理保险服务项目和标准暂行办法的通知》，重庆市医疗保障局办公室、重庆市民政局办公室《关于印发重庆市长期护理保险失能评估管理暂行办法的通知》，《关于印发青岛市长期护理保险办法的通知》，《青岛市失能失智人员照护需求等级评估实施办法》，晋城市人民政府《关于建立长期护理保险制度的实施意见》。

长期照护服务的供给模式及亮点，为实现全国范围内老年长期照护服务的标准化供给提供实证素材。

（一）成都市老年长期照护服务的供给模式[①]

2022年6月7日，成都市人民政府公布了《关于开展新一轮长期护理保险改革的实施意见》（以下简称《成都实施意见》），自2022年7月1日起施行，此次发布的《成都实施意见》扩大了参保人员的范围，完善了长期护理保险的失能评估方式与自主选择护理方式。

1.参保对象

成都市长期护理保险的适用主体涵盖了城镇职工医保参保人员和城乡居民医保参保人员。

2.资金筹措

（1）城镇职工

长期护理保险与基本医疗保险合并征收，成都市采用“个人＋单位＋财政”的多元筹资模式。具体而言，个人比例根据不同年龄及工作状况是有差异的。[②]单位部分是从单位为城镇职工缴纳的基本医疗保险中按每人每月0.2%的费率标准划拨。财政补贴部分，对退休人员以城镇职工基本医疗保险个人账户划入基数为补助基数，按每人每月0.01%的标准实行年度补贴。

（2）城乡居民

成人个人每年缴纳25元，与城乡居民基本医保同时扣除，另有每人每年30元的财政补贴。学生儿童（包含大学生）每人每年从城乡居民基本医保个人缴费部分中划走10元，另有财政补贴每人每年10元。

---

① 参见《成都市长期护理保险实施细则》。

② 个人缴纳部分从城镇职工医保的个人账户中每月按比例划扣：40岁（含）以下未退休人员为每人每月0.1%，40岁以上未退休人员为每人每月0.2%，退休人员为每人每月0.3%。

3. 失能评定

参保人申请享受长期护理保险待遇,必须先进行失能等级评估,[①]评估结论是享受长期护理保险待遇的依据,参保人有权根据需求,选择服务的方式、机构和项目。

进行失能评定,需要按照相应的程序提出申请,可以在当地服务网点线下提交申请,也可以通过手机 App 线上提交申请。专业机构经失能评定委员会授权上门评估后确定其失能等级。

成都市将失能程度分为轻度、中度和重度三类。中度失能进一步分为中度二级、中度三级;重度失能进一步分为重度一级、重度二级、重度三级。评定结果为中度失能和重度失能的市民可以申请享受长期护理保险待遇。

4.服务方式

长期护理保险参保人员经失能评估满足参保要求的,可以根据其失能状况和护理需求选择不同的服务类型和服务方式。从服务类型来看,主要有三种类型可供选择:一是基础护理服务,即由居家护理服务人员或专业机构提供基本生活照料服务;二是专业护理服务,即由专业机构提供日常护理等专业服务;三是辅助器具服务,即由专业机构提供参保人基本生活必需的辅助器具和耗材使用的服务。从服务方式来看,主要可以提供两种方式:一是机构护理,即参保人入住定点护理机构,由定点护理机构提供服务;二是居家护理,即由居家护理服务人员提供日常基础服务,或由定点护理机构上门提供专业护理服务和辅助器具服务。

从基础护理和专业护理的服务项目分类标准来看,成都市的长期照护服务主要包括五大类。[②] 其中,基础护理包括生活照料,非治疗性照护和感觉、认知

① 评估机构根据《长期护理失能等级评估标准(试行)》(医保办发〔2021〕37 号)进行失能等级评估,主要对日常生活活动能力、认知能力、感知觉与沟通能力 3 项一级指标和 17 项二级指标进行综合评价,得出评定结果。

② 这五大类包括:生活照料,非治疗性照护,风险防范,功能维护和感觉、认知及精神照护。基础护理中,生活照料类包括进食进水照护、修饰、口腔清洁等;非治疗性照护类包括排痰照护、管饲照护和留置尿管照护;感觉、认知及精神照护类包括指引照护。专业护理中,生活照料类包括理发、全身清洁、辅助排便等;非治疗性照护类包括用药照护及指导、特殊皮肤护理及指导、吸氧照护及指导等;功能维护类包括基础功能维护、生活自理能力维护、运动功能维护;感觉、认知及精神照护类包括定向力维护、精神行为异常照护;风险防范类包括保护性限制指导、跌倒/坠床风险照护指导、噎食/误吸风险照护指导等;专业护理类包括更换保留胃管、睡眠照护指导、居住环境安全照护指导等。参见成都市医疗保障局、成都市财政局《关于城乡居民长期护理保险支付标准有关事项的通知》。

及精神照护三类，共 11 项服务，均属于较为简单的普适类内容，技术门槛较低。而专业护理则包括生活照料，非治疗性照护，功能维护，感觉、认知及精神照护，风险防范和专业护理六类，共 27 项服务。相较基础护理，专业护理服务的内容需要专业技术培训后才能进行。

5. 支付标准

与其他一般保险不同的是，长期护理保险的待遇并非由参保人领取，而是支付给提供服务的照护者。长期护理保险基金没有起付线，由市医保局会同相关部门，根据参保类别、失能等级等因素，实行定期定额支付。接受机构或居家长期照护服务的失能老人，长期护理保险标准分别覆盖其费用的 70% 和 75% 。

参保人需要同时符合两项前置条件才可提出申请：一是申请时已经持续 2 年参加成都市长期护理保险，并处于医保待遇享受期间内；二是参保人因疾病等导致失能，有长期护理需求，且通过失能评估，属于要求范围内的失能等级。

长期护理保险基金由市级部门统一管理，单独保管、专款专用、分账核算。按规定支付的相关费用包括参保人产生的服务费用、失能评估费用、委托经办服务费用三方面。也有部分费用不属于基金支付范畴。[①]

6. 经办管理

目前，成都市长期护理保险由医保机构负责管理经办、评估和费用征收业务，保障金融安全。经办机构可将具体业务委托给第三方，购买其服务，以便充分利用商业保险公司的专业力量。同时，为了积极吸纳更多机构提供服务，《成都实施意见》规定，具备相应资质的各类医疗、养老、护理、辅助器具服务的机构，均可自愿申请成为长期护理保险定点机构，实行合同化管理，为参保人提供长期护理保险服务。在管理过程中，由市医保部门会同相关部门建立定点护理机构的协议管理和监督考核制度，制定服务标准和质量评价等管理规范，加强对服务的有效监管。

---

① 不属于基金支付范畴的部分费用包括：应当从工伤保险等社保基金支付的护理费用；应当由第三方依法承担的护理费用；在境外发生的护理费用；法律法规和政策规定的其他不予支付的费用。参见成都市人民政府《关于开展新一轮长期护理保险改革的实施意见》。

(二)重庆市老年长期照护服务的供给模式①

重庆市于2021年11月22日出台了《关于扩大长期护理保险制度试点的实施意见》(渝医保发〔2021〕63号)(以下简称《重庆实施意见》),并于2023年12月28日出台了《关于进一步推进长期护理保险制度试点工作的通知》(渝医保发〔2023〕40号)(以下简称《重庆通知》),确立了重庆市长期照护服务的供给模式。

1. 参保对象

在《重庆实施意见》中,重庆将参加该市基本医保的职工纳入了长期护理保险范围中,使失能老人、重度残疾人等人员的生活得到了保障。

2. 资金筹措

根据《重庆实施意见》的规定,重庆市长期护理保险参保人员采用终身缴费制,参加职工医保是参加长期护理保险的前提,参加职工医保的身份不同,则参加长期护理保险的缴费规定也有所不同。

具体而言,分为三种情况:一是在职职工参保,这时单位和个人缴费均以个人职工医保缴费基数为基数,按每人每月0.1%的标准缴纳。二是个人参保,以上年度全市在职职工基本医疗保险实际平均缴费基数为基数,按每人每月0.2%的比例缴纳。② 三是正常享受职工医保待遇的退休人员参保,同个人参保缴费基数和比例相同,即每人每月0.2%,不同的是,0.2%的比例由0.1%的医保基金和0.1%的个人费用构成。③

3. 失能评定

根据《重庆实施意见》的规定,参保人在享受保险待遇之前,必须申请失能评估。申请人应当同时满足以下三个条件:一是申请时有连续24个月以上参加重庆市职工医保的记录;二是由专业机构诊断失能状态持续6个月以上;

① 参见重庆市医疗保障局、重庆市财政局《关于扩大长期护理保险制度试点的实施意见》。

② 按照上一年度全市在职职工基本医疗保险实际平均缴费基数,其中参加职工医保一档的,由个人在缴纳年度医保费时同步缴纳;参加职工医保二档的,每月从职工基本医保个人账户中代扣。

③ 享受职工医保一档退休待遇的,在缴纳年度职工大额医保费时同步扣费,其他人员按月从个人账户中代扣。

三是自行评估结果满足当地要求的失能等级。

根据《重庆通知》的规定，重庆市长期护理保险失能标准为：按《长期护理失能等级评估标准（试行）》（医保办发〔2021〕37 号），失能等级评估为 2 级（中度失能）、3 级（重度失能Ⅰ级）、4 级（重度失能Ⅱ级）、5 级（重度失能Ⅲ级）。按《长期护理失能等级自评表》自行评估达到 C 级、D 级、E 级、F 级、G 级的长期护理保险参保人，可按规定申请长期护理保险失能等级评估。失能等级评估达到重庆市长期护理保险失能标准的参保人，同时满足其他待遇享受条件时，纳入待遇享受范围。

4. 服务方式①

按照《重庆通知》等文件的规定，长期护理保险参保人经过失能评估后符合条件的，可申请接受符合自身情况的服务。重庆市将长期护理保险的服务方式分为三种类型：一是居家组合护理，即由定点护理机构提供的上门护理与个体护理人员提供的个人护理组合形成。二是机构上门护理，即由专业机构上门提供相应护理。三是机构集中护理，即参保人在专门指定的护理机构中享受日常照护。该通知实施前已按原居家个人护理待遇享受方式享受待遇的参保人，可继续按原待遇享受方式和标准享受待遇，鼓励参保人变更待遇享受方式。

5. 支付标准

根据《重庆实施意见》的规定，长期护理保险基金由市级统一管理，单独建账，按区县核算，收支缺口由区县承担。基金支付范围包括待遇支付费用、失能评估费用、委托承办机构承办服务费用和法律法规规定的其他费用。同时，重庆市还将继续探索未来将辅助器具租赁服务费用、参保人在医疗机构住院治疗期间产生的相关费用按居家个人护理待遇标准纳入基金支付范围，进一步完善资金支付制度。

重庆市将长期护理保险的待遇与职工医保缴纳年限挂钩，并要求长期护理保险不能中断缴费 3 个月以上，否则无法持续享受待遇。长期护理保险根据不

① 参见重庆市医疗保障局办公室《关于印发重庆市长期护理保险服务项目和标准暂行办法的通知》。

同的服务方式划分，不同的服务方式有不同的待遇标准。依照《重庆通知》的规定，重度失能人员待遇结算标准为：居家组合护理 50 元/(日·人)[其中机构护理 30 元/(日·人)、个人护理 20 元/(日·人)]，机构上门护理 60 元/(日·人)，机构集中护理 60 元/(日·人)；中度失能人员待遇结算标准为：居家组合护理 20 元/(日·人)[其中机构护理 12 元/(日·人)、个人护理 8 元/(日·人)]，机构上门护理 20 元/(日·人)，机构集中护理 20 元/(日·人)。参保人待遇享受期间住院，按其实际享受的护理服务对应上述标准结算。不同服务项目的费用标准不一，由市医保局另行制定。

6. 经办管理

试点期间，重庆市长期护理保险采取公开招标方式将部分经办业务委托给第三方机构承办，委托内容由医保部门与委托承办机构签订合同以具体明确。

医保部门需给付承办机构提供长期护理保险待遇所支付费用、失能评估费用、委托承办机构服务费用等各类费用，包括合理的运行成本和工作绩效。其中工作绩效不超过本年度长期护理保险基金结余余额的 2%，并在每年年终，由医保部门根据长期护理保险运行情况、年度考核内容进行全市统一清算。同时，重庆市正在建立对经办、护理机构、从业人员等的监督管理制度，引入完善的第三方监管机制。

(三)青岛市老年长期照护服务的供给模式①

为重点保障高龄失能群体的生活质量，青岛市从 2021 年 4 月 1 日开始实施长期护理保险相关规定，即《青岛市长期护理保险办法》强调创造性构建训练、维护其身体机能的社会性服务。

1. 参保对象

青岛市长期护理保险对象包括职工和居民。职工和居民医保参保人员分别参加职工护理险和居民护理险，无须再进行专门的护理险参保信息登记

---

① 参见青岛市人民政府《关于印发青岛市长期护理保险办法的通知》，载青岛市人民政府官网，http://www.qingdao.gov.cn/zwgk/xxgk/bgt/gkml/gwfg/202112/t20211203_3901820.shtml。

手续。

2. 资金筹措

青岛市长期护理保险资金主要由医保基金划转、个人缴费和财政补贴三部分构成。具体而言,职工按照基本医疗保险缴费基数总额的 0.3% 每月从统筹基金中划出,在职职工和退休人员均以每人每月 0.2% 的标准缴费,①同时享受每人每年 30 元的财政补贴;居民从医保个人资金中扣除费用不低于每人每年 10 元,同时自 2022 年起执行不低于每人每年 20 元的居民医保财政补贴资金。

另外,青岛市为防止护理险资金出现"赤字",建立了"护理险调剂金":每年按比例提取部分基金作为调剂金管理,加上福彩公益金补贴资金和社会捐赠补贴资金来增加资金存量。为了开展预防和延缓失能失智工作,每年提取 3% 的基金比例,建立"预防和延缓失能失智保障金",主动应对人口老龄化的严峻挑战,重点关注轻中度失能失智人群和高危人群,进行宣传、定期筛查和赋能训练,让市民对失能失智从"忽视"过渡到"重视",逐步培养其由被动接受服务到主动干预的意识。

3. 失能评定

根据青岛市人民政府《关于印发青岛市长期护理保险办法的通知》的规定,相关机构主要根据不同情况的人员安排不同的筛查,对失能和失智人员分别采用《日常生活活动能力评定量表(ADL 量表)》《中文简易智能精神状态检查量表(MMSE 量表)》进行筛查,还对出具诊断意见的医生的专业和医院的类型进行了详细的规定。同时,青岛市通过政策性文件 ②重点调整了评估人员条件、整合了评估流程、优化了评估工具,使社会化评估机制更具有科学性和公平性。

4. 服务内容与方式

青岛市长期护理保险主要采取整合式护理服务模式,为失能失智老人提供及时、连续、整合式的照护服务。从服务内容上看,一共有 61 项照护服务。③ 从

① 在职职工以基本医保个人缴费额为基数,退休人员以基本医保个人账户划入额为基数。

② 《青岛市长期护理保险失能失智等级评估工作规程》。

③ 61 项照护服务内容包括吸痰护理等基本护理服务 25 项,洗澡等基本生活照料服务 17 项,吞咽训练等功能维护服务(康复训练)15 项,辅具租赁服务 1 项,药物管理与指导等其他服务 3 项。

服务方式上看，主要分为三种方式：居家照护，即“家护”；机构照护，即“院护”；日间照护，即“日护”。经办机构在充分尊重享受长期护理保险待遇的参保人本人及其家属意愿的基础上，综合考虑参保人的疾病情况和照护需求评估结果等因素，合理确定参保人可享受的护理项目。

5. 支付条件与标准

青岛市政府将长期护理保险中参保人所产生的相关费用分为医疗服务费和照护服务费两类，明确费用应符合《青岛市长期护理保险支付范围》的规定，凡是超出支付范围、规定时间或支付限额标准的部分，由个人自行负担。根据参保对象的不同，适用不同的报销标准，根据相关规定，参保职工可报销 90% 的费用；参保居民中根据缴费档次的不同报销比例也有所差异。①

针对照护服务，失能照护需求等级评估为 3 级、4 级、5 级的，对应的参保职工最高支付标准分别为 660 元/月、1050 元/月、1500 元/月；参保居民最高支付标准分别为 450 元/月、660 元/月、1050 元/月。

6. 经办管理

在医保、民政、卫生健康部门的牵头管理下，青岛市正在积极采取第三方评鉴护理机构的方式。针对志愿服务建立“时间银行”制度鼓励志愿者参与护理工作，以青岛市社保卡为载体，根据青岛市民政局印发的《青岛市养老服务时间银行实施方案（试行）》的规则存储服务时间，在年老需要服务时，可以提取时间兑换服务，以此发展互助养老模式，缓解养老服务力量不足的矛盾；创新性应用“互联网 +”技术，提高护理信息化、标准化工作。例如青岛市西海岸新区“互联网 + 评估 + 护理”的全流程护理服务模式，为高龄失能的居家老人提供了多层次、多元化的护理，通过“互联网 +”整合优化医护资源、调配供需，形成了集人才培训、服务管理、风险防范制度于一体的服务平台。②

① 一档缴费的成年居民、大学生和少年儿童的报销比例为 80%，二档缴费的成年居民报销比例为 75%。

② 参见青岛西海岸新区卫生健康局：《青岛西海岸新区护理网 + 评估 + 护理服务》，载青岛西海岸新区政务网，http://www.xihaian.gov.cn/ztzl/yhyshj/zbzl/brphcx/alzs/202111/t20211125_3868779.shtml。

青岛市规定机构需为失能失智人员提供及时、连续的一体化照护服务。①同时为服务对象及时做好互联网登记，制定照护计划并监督计划落实，以便于相关部门监督管理。青岛市的政策对机构向参保人使用药品、耗材和服务对象也提出了详细的规范要求。

（四）晋城市老年长期照护服务的供给模式②

2020 年 9 月 10 日国家医保局与财政部联合发布《关于扩大长期护理保险制度试点的指导意见》，新增了 14 个长期护理保险试点城市，其中包括山西省晋城市。为响应中央号召，晋城市发布了晋城市人民政府《关于建立长期护理保险制度的实施意见》（晋市政发〔2020〕14 号），逐步建立起了以居家生活护理为基础，以社区、医养结合机构养护为依托，以专业护理、医护为补充的照护供给模式。

1. 参保对象

包括全市城镇职工基本医疗保险参保人员。享受长期护理保险待遇的参保人员需要同时符合以下两个条件：一是经专业机构诊断失能状态持续 6 个月以上；二是申请人符合规定的失能等级。

2. 资金筹措

晋城市采取多主体筹资机制，包含了劳动者和用人单位、政府补贴、医保统筹基金和社会捐助等，其中以前两者同比例缴费为主。具体而言，用人单位每月缴纳职工基本医疗保险基数的 0.15%；③个人包括在职职工、灵活就业人员和退休人员三类，分别按不同比例划拨；④财政补贴部分，仅适用于退休职工，补贴比例为本人退休工资的 0.15%。

---

① 包括健康管理、维持性治疗、长期护理、生活照料、功能维护（康复训练）、安宁疗护、临终关怀、精神慰藉等整合式的照护服务。

② 参见晋城市人民政府：《关于建立长期护理保险制度的实施意见》，载晋城市人民政府官网，http://xxgk.jcgov.gov.cn/jcsrmzf/zc/jszf/202012/t20201230_1327927.shtml。

③ 但在 2021—2022 年试点期间为减轻单位负担，将该部分暂从职工医保统筹基金累计结余中划拨。参见晋城市人民政府《关于建立长期护理保险制度的实施意见》。

④ 参见晋城市人民政府《关于建立长期护理保险制度的实施意见》。

3. 失能评定

市民在持续处于失能状态6个月以上且病情基本稳定时，有权申请失能等级鉴定，被鉴定为重度失能的申请人才能享受长期护理保险的待遇。在针对职工的长期护理保险文件细则中，对申请所需的资料、不予受理的情况、评估认定方式、公示时限、异议处理流程和评定费用都进行了详细的介绍。以《长期护理失能等级评估标准（试行）》和《晋城市长期护理保险失能评定管理办法（试行）》作为评定标准，经专业机构评估，并将结果于市人民政府门户网站上公示不少于5日且无异议，才算完成失能评定程序。

4. 服务内容与方式

晋城市参保长期护理保险的参保范围为重度失能人员，参保人可根据需求自行选择适合的护理形式和项目。

从服务方式来看，包括四种护理方式：居家自主护理、居家上门护理、居家和上门叠加护理、机构专业护理。较为特别是第三种方式，即享受待遇人在家中接受照护的同时，可申请机构提供上门医疗护理。从服务内容上看，包括基本生活照料护理项目25项和医疗护理项目10项。选择居家上门护理服务时，每月可选择15项服务内容；接受居家和上门叠加护理时，每月可选择10项服务内容。

5. 支付条件与标准

依照晋城市文件的规定，参加长期护理保险的人员应当同时满足以下三项条件才能享受服务待遇：一是参保人因失能存在长期护理需求，经过失能评估属于重度失能人员；二是城镇职工医保参保人不间断参保两年以上，缴费满10年；[①]三是参保人需要按时足额缴纳长期护理保险费。

护理费的支付标准没有起付线，但规定基金支出总体不能超过70%。不同护理方式定额限制有所不同。[②]

① 若累计缴费不足10年，在按标准一次性补足费用后才能享受待遇。在长期护理保险实施前已参加城镇职工医保的市民，如在长期护理保险制度实施后连续缴费，则不受缴费年限的限制。

② 居家自主护理规定每人每日30元，由长期护理保险基金全额支付。居家上门护理为1500元/月，基金支付70%。居家和上门叠加护理中，居家护理部分每人每日15元，基金全额支付，机构护理部分1000元/月，基金支付70%。机构专业护理每人每日100元，基金支付70%。

6. 经办管理

晋城市的长期护理保险基金参照社保基金管理制度，实行单独建账，单独核算，规定了通用的失能评估标准作为适用保险的前提，完善了服务机构及其从业人员的准入规则和第三方监管机制。

此外，晋城市设立了长期护理保险经办机构负责日常工作，同时引入商业保险公司等第三方社会力量参与。为了规范第三方机构的行为，也匹配性地建立了机构的考评制度，进一步提高了管理能力和效率。

（五）四个城市老年长期照护服务供给模式的对比分析

通过对四个试点城市的四种长期护理保险模式的横向对比，能够全面细致地展示各地长期护理保险制度的内容与政策差异。

1. 参保对象

根据表 4－1 可知，城镇职工医疗保险参保人员是长期护理保险的主要对象，不同试点城市的参保对象也有所差异。成都市已经将城乡居民基本医疗保险参保人员纳入了长期护理保险参保对象中，除了职工还包含了城乡居民和学生儿童，实现了居民参保全覆盖。延长居民缴纳长期护理保险的年限，也能在减轻单位和财政负担的情况下，保障公民在任何年龄段都有能力承担失能的风险。重庆市、青岛市和晋城市目前的参保对象主要是城镇职工。由此可见，成都市相较另外三市，保障对象更全面。

表 4－1　四个试点城市的长期护理保险参保对象对比

成都市	重庆市	青岛市	晋城市
城镇职工基本医疗保险参保人员、城乡居民基本医疗保险参保人员	城镇职工医疗保险参保人员	职工社会医疗保险参保人员、居民社会医疗保险参保人员	城镇职工基本医疗保险参保人员

2. 资金筹措

根据表 4－2 可知，四个城市基本按照“单位、个人缴费为主，财政适当补贴”的原则进行资金筹措，既能保障个人保险权益，又能保证保险在单位和财政可承受范围内平稳运行。不同城市建立资金筹集机制的方式有所不同，例如：成都市和晋城市按照筹集方式的不同，分别规定了个人账户、统筹基金和财政补贴划分的比例要求；而青岛市和重庆市则按照缴费主体的不同，分别规定了个人或居民参保、在职职工参保和退休职工参保的缴费比例要求。

表 4－2　四个试点城市的长期护理保险筹资模式对比

城市	资金筹措	其他
成都市	城镇职工参保人员： (1)个人账户：40 岁(含)以下未退休人员每人每月 0.1%(以城镇职工基本医疗保险缴费基数为基数)；40 岁以上未退休人员每人每月 0.2%(以城镇职工基本医疗保险缴费基数为基数)；退休人员每人每月 0.3%(以城镇职工基本医疗保险个人账户划入基数为基数) (2)统筹(医保)基金：每人每月 0.2%(单位参保与个体参保比例相同) (3)财政补助：每人每月 0.01%(仅限退休人员)	城乡居民参保人员(自 2023 年起)： (1)个人缴费：成人每人每年 25 元；学生儿童(含大学生)每人每年 10 元 (2)财政补贴：成人每人每年 30 元；学生儿童(含大学生)每人每年 10 元
重庆市	(1)个人参保：每人每月 0.2%(以上年度全市在职职工基本医疗保险实际平均缴费基数) (2)在职职工：单位每人每月 0.1% + 个人每人每月 0.1%(个人和单位同比例分担。均以个人职工医保缴费基数为基数) (3)退休人员：医保基金每人每月 0.1% + 个人每人每月 0.1%(以上年度全市在职职工基本医疗保险实际平均缴费基数)	2022 年缴费标准为每人每年 122 元
青岛市	(1)职工参保(包括退休人员)：个人每人每月 0.2%(以在职职工基本医疗保险个人缴费基数为基数) + 统筹基金每人每月 0.3%(按基本医疗保险缴费基数) + 财政补贴每人每年 30 元 (2)居民参保：个人缴费不低于每人每年 10 元 + 财政补贴不低于每人每年 20 元	建立了“护理险调剂金”“预防和延缓失能失智保障金”

续表

城市	资金筹措	其他
晋城市	(1)个人缴费:在职职工每人每月0.15%(按基本医疗保险缴费基数);灵活就业人员每人每月0.3%(按本市职工医保最低缴费基数);退休人员每人每月0.15%(按本人养老金基数) (2)单位缴费:每人每月0.15%(按基本医疗保险缴费基数) (3)财政补贴:每人每月0.15%(仅适用退休人员)	

为了进一步对比不同城市的长期护理保险筹资模式,将上述城市的资金筹措构成重新整理,按照个人缴费、统筹基金和财政补贴三类统计,形成表4-3进行分析。

表4-3　四个试点城市的长期护理保险筹资模式对比(按主体分类)

城市	个人缴费	统筹基金	财政补贴
成都市	在职职工:40岁(含)以下0.1%/(人·月);40岁以上:0.2%/(人·月) 退休职工:0.3%/(人·月) 城乡居民:成人25元/(人·年),学生儿童(含大学生)10元/(人·年)	单位参保:0.2%/(人·月) 个人参保:0.2%/(人·月)	退休职工:0.01%/(人·月) 城乡居民:成人30元/(人·年),学生儿童(含大学生)10元/(人·年)
重庆市	在职职工:0.1%/(人·月) 退休职工:0.1%/(人·月) 个人参保:0.2%/(人·月)	单位参保:0.1%/(人·月) 退休职工:0.1%/(人·月)	无
青岛市	在职职工:0.2%/(人·月) 退休职工:0.2%/(人·月) 居民:不少于10元/(人·年)	单位参保(含退休职工):0.3%/(人·月)	职工(含退休职工):30元/(人·年) 居民:不少于20元/(人·年)
晋城市	在职职工:0.15%/(人·月) 退休职工:0.15%/(人·月) 灵活就业人员参保:0.3%/(人·月)	单位参保:0.15%/(人·月)	退休职工:0.15%/(人·月)

第一，从个人缴费情况来看，四个试点城市职工参保比例均在每人每月0.1%—0.3%范围。其中，在职职工缴费比例最高的是青岛市——0.3%每人每月，退休职工缴费比例最高的是成都市——0.3%每人每月。与其他城市不同的是，成都市对在职职工进一步明确了40岁以上未退休人员以及达到法定退休年龄仍需要继续缴纳城镇职工医保的人员的缴费比例，使长期护理保险制度在老龄化的时代背景下，与延迟退休的政策偏好和社保制度相呼应，增强了制度的可行性。同时成都市从2023年起启动城乡居民个人费用缴纳，青岛市也制定了居民的费用缴纳要求，扩大了长期护理保险的参保对象。第二，从统筹基金情况来看，划拨比例最高的是青岛市，为每人每月0.3%，重庆市和青岛市在统筹基金中包含了退休职工，最大限度上保障了退休职工的权益。另外，相比于重庆市和晋城市将个人参保规定到个人缴费部分，成都市将个人参保规定由基金划拨，减轻了灵活就业人员的养老压力。第三，从财政补贴情况来看，成都市和青岛市分别对城乡居民提供了每人每年10元—30元的财政补贴，成都市还将城乡居民细分为成人和学生儿童，使长期护理保险切实发挥了作用，确保贫困人口应保尽保。成都市和晋城市针对退休职工规定了每人每月0.01%—0.15%的补贴比例，青岛市对包含退休职工在内的全体职工每人每年补贴30元，进一步提高了退休职工的福利待遇，体现了政府优先改善退休人员失能后生活条件的理念与决心。重庆市尚未规定财政补贴，一定程度上减轻了单位的财政压力。

尽管大部分试点城市都倡导建立多元筹资机制，原则上除了由个人和单位缴费外，也涉及财政补贴、医保统筹基金划转和社会捐助等方式，但在细则制定中，大部分城市仍是以个人、单位缴费为主，财政补贴为辅，很少将社会捐助落实明确。在此方面，就调研的四个城市中，仅青岛市在其建立的“护理险调剂金”中明确包含了将福彩公益金和社会捐赠所获得的补贴资金，实行统一管理，同时提取当年基金的20%和历年结余的30%纳入调剂金，以防止出现收不抵支的情况，调剂金体现了资金储蓄池的特点和未雨绸缪的制度亮点。同时，青岛市还建立了保障金用以预防、延缓失能失智，每年提取不超过3%的保险资金放入保障金中，意在拉长长期护理保险工作内容，构建一个完整的工作链体系，让失能失智风险防患于未然。这样既能够减轻保险后期支付的财政负担，也能让调剂金储蓄的资金集中服务于重度失能失智人群,使长期护理保险实施形成良性循环。这一制度思路值得其他试点城市借鉴。

3. 失能评定

根据表4－4可知,四个试点城市的失能评定总体依据是中央发布的《长期护理失能等级评估标准(试行)》(医保办发〔2021〕37号)。

表4－4　四个试点城市的长期护理保险失能评定内容对比

城市	失能评定依据	内容
成都市	《成都市老年照护统一需求评估及服务管理办法(试行)》、《长期护理失能等级评估标准(试行)》(医保办发〔2021〕37号)	评估前提:(1)参加了该市长期护理保险;(2)在基本医疗保险待遇享受期内;(3)丧失生活自理能力连续6个月;(4)距上次评估结论间隔6个月。 评估标准:《长期护理失能等级评估标准(试行)》《成都市长期照护保险成人失能评定技术规范》。 评估机构:委托专业机构上门评估。 评估结果:中度失能和重度失能的申请人可以享受长期护理保险待遇
重庆市	《重庆市长期护理保险失能评估管理暂行办法》、《长期护理失能等级评估标准(试行)》(医保办发〔2021〕37号)	评估前提:(1)连续参加重庆市职工医保24个月(含)以上;(2)失能状态持续6个月(含)以上;(3)自行评估达到重庆市失能评估管理办法要求的等级;(4)与最近一次评估结论时间间隔在6个月(含)以上。 评估标准:《长期护理失能等级评估标准(试行)》。 评估机构:受委托的第三方机构。 评估结果:重度失能申请人可享受长期护理保险待遇
青岛市	《青岛市失能失智人员照护需求等级评估实施办法》(青医保规〔2020〕1号)	评估前提:(1)生活不能自理已达或预期达到6个月以上,申请长期护理保险的参保人;(2)申请人住养老机构或签约家庭养老床位运营补贴的对象;(3)其他入住医疗护理机构,需要护理服务的60周岁及以上的老年人。 评估标准:《日常生活活动能力评定量表(ADL量表)》《中文简易智能精神状态检查量表(MMSE量表)》。 评估机构:定点护理机构。 评估结果:(1)重度失能成年人,可申请居家照护、机构照护和日间照护;(2)重度失智成年人,可申请日间照护和机构照护;(3)重度失能未成年人且长期保留胃管等各种管道或有脑卒中后遗症、重症类风湿性关节炎晚期、严重慢性骨关节病等情况的,可申请三种照护方式;(4)轻度和中度失能失智对象可以按规定纳入延缓失能失智项目管理

续表

城市	失能评定依据	内容
晋城市	《晋城市长期护理保险失能评定管理办法（试行）》、《长期护理失能等级评估标准（试行）》（医保办发〔2021〕37号）	评估前提：持续处于失能状态6个月以上且病情基本稳定时，有权申请失能等级鉴定。 评估标准：《长期护理失能等级评估标准（试行）》。 评估机构：符合条件的第三方评估机构。 评估结果：重度失能人员可享受长护险待遇

第一，从评估标准来看，成都市在政策实施中直接引用了《长期护理失能等级评估标准（试行）》的评估标准，同时参照当地行业规范《成都市老年照护统一需求评估及服务管理办法（试行）》，保证了评估的规范性和公正性。重庆市、青岛市和晋城市先后出台了本地失能评定的办法，进一步细化了评定流程和要求，其中，重庆市和晋城市仍以《长期护理失能等级评估标准（试行）》为主要指标，青岛市在此基础上以《日常生活活动能力评定量表（ADL量表）》《中文简易智能精神状态检查量表（MMSE量表）》为标准，配合医院进行评定，使得评定结果的医学专业性更强，为开展医养结合的护理模式奠定了基础。

第二，从评估前提来看，四个试点城市均对失能状态持续的时间有所规定，使长期护理保险为真正需要的对象服务。成都市和重庆市规定了社保缴费时间和评估间隔时间要求，既保障了社保参保人的评估权益，也避免了重复评估浪费社会资源。重庆市还增加了自评环节，通过初筛来缓解评估机构的工作压力，提高工作效率，但由于群众自评能力有限，难免导致结果出现偏差或误评，还需要相关部门加强宣传讲解力度，确保评估结论的精确性。相比之下，青岛市和晋城市对社保缴纳时间和评估间隔时间没有明确规定。但青岛市对评估对象的要求未局限于长期护理保险的参保对象，还包括已参加其他补贴且需要护理的老年人，拓宽了政策的覆盖面，体现了老有所养、老有所依的政策宗旨。

第三，从评估机构来看，四个试点城市均委托第三方机构进行失能评估。第三方机构需要向相关部门申请，符合人员和设备条件的才能作为被委托机构，并与政府签订合同，进行协议管理。第三方独立评估，在政府部门背书的前提下进行客观、专业、公正的评估工作,可确保评估结果真实反映实际状况。为了加强管理,各地市医保局会同相关部门各自成立了相应的评定委员会或领导小组以抽查监督评估机构的日常工作并进行人员管理。除此之外,各地也对参与评估的工作人员的资质作了相关要求,现场评估必须由具备医疗、护理等专业背景的评估师到场。青岛市还单独规定,失智人员的核查必须由专业医院出具诊断资料。可见失能评定作为长期护理保险实施的关键一环,各地都制定了较为全面的落实办法。

第四,从评估结果来看,四个试点城市都将重度失能老人纳入了享受长期护理保险待遇的人员范围。在此基础上,成都市长期护理保险的保障对象拓展到了中度二级、中度三级失能人群,体现了应保尽保的原则。青岛市区分了重度失能和失智人员可选择的护理服务,重度失智人员设有居家照护服务选项,使服务更具针对性,但存在难以满足老人及其近亲属自主选择照护方式的不足,缺少可供选择的人性化折中选项。轻度和中度失能失智人员可以纳入延缓失能失智项目管理,包括宣传、培训和赋能训练。这种创新式护理计划,将保障关口前移,有助于提高公众关注度,提升机构照护人员和家庭照料者的技能,提高老年人自理能力和健康水平,从而有效抑制失能失智情况的恶化,减轻长期护理保险基金的支付压力,同时也能从总体上降低社会和家庭的照护负担,体现了"青岛模式"的优势。成都市、青岛市和晋城市在2021年被纳入由国家卫生健康委指导、为期1年的老年人失能失智预防干预项目试点城市,对躯体功能受损的失能高危人群和认知功能轻度受损的失智高危人群进行综合干预,[①]初步探索了老年人失能失智预防干预的工作模式,为完善当地长期护理保险制度提供了宝贵经验,该项目成果也亟须纳入老年长期照护服务的标准化体系中。

---

① 参见《国家卫生健康委:15省份开展老年人失能失智预防干预试点》,载央视网,http://m.china.com.cn/appshare/doc_1_3_2104823.html,最后访问日期为2023年1月10日。

4. 服务方式与内容

根据表4－5可知，四个试点城市的长期护理保险服务的方式与内容。

表4－5　四个试点城市的长期护理保险服务方式与内容对比

城市	服务方式	服务内容	服务要求
成都市	(1)机构护理 (2)居家护理	(1)基础护理11项 (2)专业护理27项	包括生活照料，非治疗性照护，功能维护，风险防范，感觉、认知及精神照护，专业护理
重庆市	(1)居家组合护理 (2)机构上门护理 (3)机构集中护理	(1)饮食照料2项 (2)排泄照料4项 (3)移动照料2项 (4)清洁照料13项 (5)康复照料2项 (6)其他照料5项	详细规定了服务频次、具体内容、服务要求和目标。其中，采取"8＋8"居家组合护理模式；"6＋12"机构上门护理模式；"8＋12"机构集中护理模式
青岛市	(1)居家照护 (2)机构照护 (3)日间照护	(1)基础护理25项 (2)基本生活照料17项 (3)功能维护15项 (4)辅具租赁1项 (5)药物管理与指导3项	包括健康管理、慢性病维持性治疗、医疗护理、生活照料、功能维护(康复训练)、安宁疗护、临终关怀、精神慰藉等共61项服务
晋城市	(1)居家自主护理 (2)居家上门护理 (3)居家和上门叠加护理 (4)机构专业护理	(1)基本生活照料25项 (2)医疗护理10项	(1)若接受机构上门护理服务，每月可选择15项服务内容 (2)若接受居家和上门叠加护理服务，每月可选择10项上门护理服务内容

第一，在服务方式上，四个试点城市都以居家护理和机构护理作为基本类别。成都市最为简单。重庆市将居家护理区分为机构护理和个人护理，合称居家组合护理，即由定点护理机构提供的上门护理与个体护理人员提供的个人护理组合形成；区别在于机构上门是否进行服务，个人护理是指个体服务人员进行服务，定点护理机构参与管理指导，机构护理是指护理机构上门进行服务，个人护理能最大限度地尊重老人的意愿，选择最适合自己的照护人员，提高照护质量。青岛市增加了日间照护服务，也被称为"喘息服务"，依托社区打造社会

化助老服务体系，既能保障失能失智老人的生活质量，又能实现家庭就近照护，给照料者减压、拥有喘息的空间。晋城市增加了居家自主护理、居家和上门叠加护理两类，创新性探索为申请人提供更多样化的服务类型，使失能失智家庭可以根据实际情况选择更适合的服务方式。

第二，在服务内容上，基本可分为基础护理服务和专业护理服务，不同城市的具体分类也存在差异。成都市在基础护理和专业护理的基础上，根据服务专业程度的不同分别列举了不同的生活照料类和非治疗性照护类项目，而在专业护理中还包括了功能维护类，感觉、认知及精神照护类，风险防范类等更全面、更专业的服务项目。重庆市的照护项目实质上也是在生活照料类和专业护理类中进一步展开划分的，亮点之一在于对每一个项目的服务频次、服务内容和服务结果都发布了详尽的要求，为机构制定标准化服务流程提供了政策依据，帮助申请人和监管机构更好地监督服务，确保照护质量；亮点之二在于采用“服务项目包”的形式，即重度失能人员居家组合护理服务采用“8＋8”项目包，重度失能人员机构上门护理服务采用“6＋12”项目包，重度失能人员机构集中护理服务采用“8＋12”项目包，在保障基础护理服务的基础上，由申请者根据自身情况选择需要的难易程度不同的项目。由于居家上门护理对护理员的操作、技术和服务要求都更高，质量和护理程度要求也不同，因此，重庆市专门规定了相应的服务项目，根据不同服务持续情况和难易程度供申请者选择，充分尊重失能人群自身意愿，便于根据具体情况选择最佳服务内容，提高服务效果。青岛市的服务内容与上述城市基本相同，其亮点在于强调了辅具租赁和药物管理与指导的项目，重庆市与成都市也在探索增列相关项目，以进一步完善照护服务。晋城市作为新增试点城市，提供的服务种类相对较少，但失能人群可选择的服务数量仍与其他城市持平，可见该市在探索服务项目的路上坚持以人民为中心的制度理念。

5. 支付情况

根据表4－6可知,四个试点城市的长期护理保险服务支付情况。

表4－6　四个试点城市的长期护理保险服务支付情况对比

城市	支付标准	支付条件	支付内容
成都市	(1)机构照护:70% (2)居家照护:75% (3)累计缴费年限达到15年后,每增加2年,支付标准提高1%	(1)连续参加长期护理保险2年,处于医保待遇享受期内 (2)通过失能评估,达到中度或重度失能标准	(1)服务费用 (2)失能评估费 (3)委托经办服务费等
重庆市	(1)重度失能人员待遇结算标准为:居家组合护理50元/(日·人)[其中机构护理30元/(日·人)、个人护理20元/(日·人)],机构上门护理60元/(日·人),机构集中护理60元/(日·人) (2)中度失能人员待遇结算标准为:居家组合护理20元/(日·人)[其中机构护理12元/(日·人)、个人护理8元/(日·人)],机构上门护理20元/(日·人),机构集中护理20元/(日·人) 参保人待遇享受期间住院,按其实际享受的护理服务对应上述标准结算	(1)按时足额缴纳长期护理保险费,中断不超过3个月 (2)按时足额缴纳城镇职工医保(累计缴费满15年) (3)经失能评定,达到重度失能标准	(由长期护理保险基金支付) (1)护理服务费用 (2)失能评定费用(达到重度失能标准) (3)承办服务费用 (4)可能纳入支付范围的费用:辅助器具租赁费、参保人住院医疗费
青岛市	(1)参保职工:90%;根据失能等级三级、四级、五级分别对应最高支付标准为660元/月、1050元/月、1500元/月;每周分别可享受不超过3个、5个、7个小时的上门照护服务 (2)参保居民:一档80%、二档75%;根据失能等级三级、四级、五级分别对应最高支付标准为450元/月、660元/月、1050元/月,每月分别可享受不超过2个、3个、5个小时的上门照护服务	(1)不能中断医保缴费 (2)达到重度失能评估标准	未明确规定

续表

城市	支付标准	支付条件	支付内容
晋城市	(1)居家自主护理:定额30元/(日·人),全额支付 (2)居家上门护理:定额50元/(日·人),支付70% (3)居家和上门叠加护理:居家15元/(日·人),全额支付;机构33元/(日·人),支付70% (4)机构护理:100元/(日·人),支付70%	(1)达到重度失能评估标准 (2)城镇职工医保连续参保缴费2年以上,累计缴费满10年 (3)按时足额缴纳长期护理保险费用	居家自主护理补助、上门医疗护理费用、机构护理费用等

第一,从支付标准来看,成都市和青岛市按照比例规定支付范围,成都市报销范围在70%—75%,未规定金额上限,且达到一定年限后支付比例逐渐递增,有助于长期护理保险的可持续发展,在财政可承受的前提下逐步扩大覆盖范围;青岛市是四个城市中唯一一个按照参保对象和失能等级划分报销范围的城市,与资金筹措制度相对应,其他城市均按照不同护理方式划分支付范围。青岛市的支付比例最高,范围在75%—90%,很大程度上减轻了职工、居民的护理压力,完善了职工福利待遇,有利于吸引人才,同时,针对不同失能等级还规定了金额上限和服务时间上限,避免浪费资源,保证每位申请人都能及时接受服务。重庆市和晋城市则按照支付范围规定金额,一方面简化了支付流程、便于实行,晋城市在金额上根据不同护理方式规定了支付比例,可见初期试点长期护理保险基金存量有限,难以完全负担护理费用,这类规定有助于缓解财政压力;另一方面,重庆市和晋城市为了保障规定的金额能覆盖市场价格的50%以上,需要部门及时管控服务定价,这对市场部门提出了更高的监管要求,以确保市场定价科学合理。

第二,从支付条件来看,试点城市主要涉及三种情况,包括按时足额缴纳长期护理保险、满足医保缴纳年限、达到失能评定标准。其中,青岛市没有将按时缴纳长期护理保险作为必要条件,限制条件最少,支付门槛低;重庆市进一步规定长期护理保险缴纳不得断缴超过3个月,且医保缴纳需累计满15年,限制条件最多;成都市和晋城市分别对长期护理保险和医保缴纳时间规定了累计时限，适当设置支付门槛，使长期护理保险优先满足中老年群体。

第三，从支付内容来看，除了青岛市未明确规定外，其他三个试点城市都有具体规定，统一由长期护理保险基金支付，基本内容相似，包含了护理费、失能评定费和承办服务费用。在此基础上，重庆市已在探索逐步将辅助器具租赁费和参保人住院医疗费纳入支付范围，尽可能帮助解决参保人基本生活困难，同时缓解其后期病情恶化后住院治疗的经济压力，使长期护理保险发挥更大的作用。

6. 经办管理

根据表 4 - 7 可知，四个试点城市的长期护理保险经办内容的相关情况。

表 4 - 7　四个试点城市的长期护理保险经办管理内容对比

城市	经办管理内容	明确所涉及的法律法规
成都市	(1)具体业务可委托商业保险经办 (2)鼓励具备相应资质的服务机构申请成为定点护理机构，实行协议管理 (3)市医保局牵头建立监督考核机制、服务标准和质量评价规范	《数据安全法》《社会保险法》《医疗保障基金使用监督管理条例》《成都市查处骗取社会保险基金规定》等
重庆市	(1)采用公开招标方式将部分经办业务委托给第三方机构承办，与市医保局协议管理 (2)市医保局支付承办机构相关费用成本和工作绩效 (3)市医保局牵头建立监督管理制度，引入第三方监管机制 (4)结合国家部委联合奖惩备忘录，建立完善联合奖惩机制，约束限制已列入行业领域“黑名单”的严重失信主体参与政府采购、公共事业特许经营等活动	《社会保险法》《重庆市骗取社会保险基金处理办法》等
青岛市	(1)市医保局牵头创新监管手段和风险管理制度，开展护理机构第三方评鉴 (2)建立志愿服务“时间银行” (3)推进“互联网 + ”技术应用，做好联网登记 (4)明确药品、耗材规范要求	无
晋城市	(1)引入商业保险工作等社会力量参与 (2)明确机构人员管理制度和第三方监管机制 (3)建立机构准入和考评制度	无

第一，从经办管理内容来看，四个试点城市的规定存在一定的共同点。例

如,与失能评定机构和定点服务机构均采用公开招标等方式签订合同,进行协议管理,这种方式一方面能利用市场化手段,更好地发挥机构与市场机制的作用,也能使所有第三方机构在市场竞争的作用下,实现优胜劣汰,以更高的性价比来满足参保人的护理需求;另一方面可以实现部门的灵活管理,相关部门可以根据签约机构的特点,允许机构针对不同参保人的具体情况制定不同的服务项目,实现个性化服务。四个城市也都由市医保局牵头设置了相应的监管机制,包括成都市的质量技术规范、重庆市的第三方监管机制、青岛市的第三方评鉴、晋城市的考评制度,政府部门充分发挥了管理职能,让长期护理服务标准化水平有章可循,奠定制度基础。但是,不同城市也存在差异化的制度特点,例如,重庆市规定由医保局承担定点护理机构的费用成本和工作绩效,同时与国家奖惩备忘录挂钩,能减轻机构成本、让更多的机构参与长期护理定点服务,坚持诚信经营,承担社会责任。青岛市创建了"时间银行"志愿服务,将互助养老的形式引入长期护理服务中,"时间银行"体现了社会调解和居民自治的良性互动,缓解了护理服务力量不足的问题,扩大了社会参与度。青岛市还详细规定了护理服务中药品和医用耗材的使用管理规定,有利于避免医疗资源的浪费,提高资金使用效率,使参保人消费合理化,减轻不必要的经济负担,对提高长期护理服务经济效益和社会效益具有重要的现实意义。

第二,从明确的法律法规来看,即使青岛市和晋城市在实施细则中未列举相关法律文件,但长期护理保险均应当适用《社会保险法》。根据成都市和重庆市明确的须严格落实的法律,可以推出试点城市都应遵循类似法律法规,包括《数据安全法》、《医疗保障基金使用监督管理条例》、各市的"查处骗取社会保险基金规定"等政策法规。试点城市也应当对经办单位、定点机构的相关服务人员开展法治培训,确保工作人员知法守法。在利用大数据分析、电子地图和位置定位系统等技术实现精准化、智能化服务的同时,应当充分考虑老年人、残疾人的需求,避免对其日常生活造成障碍,[①]保障老年长期照护服务的数据安全

① 参见《数据安全法》第15条规定:"国家支持开发利用数据提升公共服务的智能化水平。提供智能化公共服务,应当充分考虑老年人、残疾人的需求,避免对老年人、残疾人的日常生活造成障碍。"

和参保人的人身安全。

7. 四个城市老年长期照护服务供给模式的亮点小结

第一,各地参保对象中除涵盖一般城镇职工医保参保人员外,青岛市还加入了居民社会医保参保人员;成都市扩大至城乡居民医保参保人员和学生儿童,实现了居民全覆盖。

第二,在资金筹措方面,成都市对在职职工进一步区分了40岁以上尚未退休人员和达到法定退休年龄人员继续参保的比例,同时规定个人参保由基金划拨;青岛市建立了"护理险调剂金"保障资金存量,明确了社会捐助资金的管理渠道,设立了"预防和延缓失能失智保障金"构建全面完整的资金体系;成都市、青岛市和晋城市均为退休职工提供了一定的财政补贴,优先保障失能退休人员的生活条件。

第三,在失能评定方面,成都市将长期护理保险待遇范围扩大至中度失能等级;成都市和重庆市明确规定了社保缴费时间和评估间隔时间;晋城市明确了失能评定结果公示制度,即失能评定结果需要在政府门户网上公示不少于5日且无异议才算完成评定程序。

第四,在服务方式上,晋城市创建了居家和上门叠加护理方式,即在家中接受照护的同时享受机构的上门医疗护理,全面保障参保人的不同需求。

第五,在支付标准方面,重庆市明确提出单独建账,按区县核算,收支缺口由区县承担,并继续探索将辅助器具租赁服务费用、参保人在医疗机构住院治疗期间产生的相关费用按居家个人护理待遇标准纳入基金支付范围;晋城市将长期护理保险待遇与医保参保时间挂钩,要求城镇职工医保参保人需不间断参保2年以上,且缴费满10年。

第六,在经办管理方面,成都市、重庆市、青岛市和晋城市对第三方服务机构均实行合同化管理,且设立了相应的监管机制;青岛市还联动志愿服务,建立了"时间银行"制度,发展互助养老模式,同时积极应用"互联网+"提高老年长期照护服务信息化、标准化服务质量。

二、检验老年长期照护服务标准化水平

检验现阶段我国老年长期照护服务机构绩效是实现长期照护服务标准化

供给的重要环节，也是形成长期护理保险制度政策框架的重要前提。此次研究结合老年长期照护服务机构绩效管理的发展特征与战略中心修正了平衡计分卡的四个维度，从财务、客户、内部运营、学习与成长等角度构建起了绩效评估指标体系，然后运用模糊综合评估方法以长期护理保险试点地区——成都市、重庆市、青岛市、晋城市为例进行实证分析，得出老年长期照护服务机构运营总体取得初步成效的结论：客户维度试行效果显著，内部运营维度试行效果较好，但财务维度及学习与成长维度试行效果不理想，应重点关注费用控制、资源效能、配套服务、队伍建设、服务质量控制能力、员工能力和组织结构能力等二级指标评估值所反映出的绩效水平问题。

（一）问题的提出

随着我国平均预期寿命的延长，老年人口中高龄人口的数量和占比也不断提高。预计到2035年，80岁及以上老年人口可达到6100万人，约占老年人口的14.80%；到2050年，80岁及以上老年人口将突破1亿人，约占老年人口的23.10%。① 高龄化特征在未来中国老龄社会中会越发凸显，失能风险也随之增加。相关预测显示，到2030年和2050年，中国的失能老人将分别达到6168万人和9750万人。② 以失能率为例，60岁老年人的失能率约为1.08%，70岁老年人失能率约为2.73%，80岁老年人失能率会升至约8.76%，90岁老年人失能率高达约24.33%。③ 失能老年人口的迅速增长，④使得长期照护服务面临重大挑战，对长期照护服务体系提出了更高更迫切的要求。⑤ 2016年，人力资源和社会保障部办公厅发布《关于开展长期护理保险制度试点的指导意见》，决定在

---

① 参见杜鹏、李龙：《新时代中国人口老龄化长期趋势预测》，载《中国人民大学学报》2021年第1期。

② 参见李晶：《失能失智照护的社工视角与社区行动建议》，载《中国社会工作》2021年第17期。

③ 参见原新、金牛：《中国医养结合模式治理的基点、焦点和要点》，载《河海大学学报（哲学社会科学版）》2021年第2期。

④ 参见陈泰昌、尤帅：《新时代我国人口老龄化的发展态势和战略研究》，载《老龄科学研究》2019年第4期。

⑤ 参见李元、邓琪钰：《基于模糊综合评价法的老年长期照护保险制度实施效果分析》，载《人口与经济》2019年第6期。

15 地开展长期护理保险制度试点工作。2019 年 11 月,中共中央、国务院印发《国家积极应对人口老龄化中长期规划》,提出打造高质量的为老年人服务和产品供给体系,建立和完善长期照护服务体系,扩大适老产品和服务供给,提升产品和服务质量。2020 年国家医保局联合财政部出台了《关于扩大长期护理保险制度试点的指导意见》,在全国新增 14 个城市作为第二批试点城市。试点以来,初步形成了“政府主导、社会化经办、市场化服务供给”的基本格局,但是仍然在筹资、推广、服务等多方面存在问题,[①]机构在服务内容和服务质量上也难以满足高龄、失能半失能老人对于长期照护服务的需求。[②]

确保需要长期照护的人员能够得到标准化的护理,对于减轻家庭负担、有效利用医疗护理资源、增进人民福祉、降低社会风险具有重要意义。[③] 长期照护机构的服务质量对于维持符合健康老龄化国际目标的老年人的基本生活能力至关重要。[④] 发达国家凭借较高照护服务标准使资源得到了有效配置和利用。[⑤] 美国通过照护质量控制机制研究,提出了发展以标准为基础的质量管理系统。[⑥]

试点研究是改革开放以来构建公共政策的主要路径,是新时代自下而上推进国家治理体系和治理能力现代化的重要突破口。[⑦] 现阶段的试点实践是未来形成长期护理保险制度政策框架和建立健全多层次长期护理保险制度的前期准备。因此,迫切需要对试点地区的长期照护服务机构绩效评估进行研究,实

---

① 参见陆杰华、刘芹:《从理念到实践:国际应对人口老龄化的经验与启示》,载《中国党政干部论坛》2020 年第 1 期。

② 参见陆杰华、韦晓丹:《老龄社会新形态下城市老年群体社会治理模式的变革》,载《江苏行政学院学报》2021 年第 2 期。

③ 参见杜鹏主编:《中国老龄化社会 20 年:成就·挑战与展望》,人民出版社 2021 年版,第 14 - 15 页。

④ See Kalideen L, Govender P & van Wyk JM, Kuupiel D. *Mapping evidence on standards and quality of care for older persons in long - term care facilities: a scoping review protocol*, Syst Rev. ,2021, 22,10(1):153.

⑤ See Imai H & Fushimi K, *Factors associated with the use of institutional long - term care in Japan*, Geriatrics & Gerontology International, 2012, 12(1):72 - 79.

⑥ See Saliba D, Jones M et al. , *Overview of significant changes in the Minimum Data Set for nursing homes version* 3.0, Journal of the American Medical Directors Association, 2012, 13(7):595 - 601.

⑦ 参见原新、金牛:《中国医养结合模式治理的基点、焦点和要点》,载《河海大学学报(哲学社会科学版)》2021 年第 2 期。

时测度绩效水平,总结试点的成果与不足。然而,我国处于长期照护服务发展初期,既有研究或集中于一般养老机构的绩效评估,①或关注长期护理保险制度的绩效,②抑或止步于构建长期照护服务机构绩效评价指标体系,③缺乏实证应用及量化分析。

此次研究旨在借助平衡计分卡这一战略性管理工具,运用模糊综合评价方法以长期护理保险试点地区——成都市、重庆市、青岛市、晋城市为例进行实证分析。以量化分析的结论为依据评估老年长期照护服务机构绩效,检验长期照护服务效果,提出改善绩效管理及规范机构运营的建议,着力解决制约中国老年长期照护服务标准化供给的结构性矛盾、政策性问题、机制性障碍。实现试点地区长期照护服务总体战略目标、组织治理结构和行为规则的可持续发展,最终形成可复制的试点经验予以推广。

(二)研究方法

1. 指标体系

科学合理的绩效评估指标体系能够准确预测风险状态,为采取有效的应对措施,减少损失提供可靠依据。④ 指标体系构建采用常用的绩效考核方式——平衡计分卡。平衡计分卡兼具财务与非财务衡量方法,长期与短期目标、内部与外部、结果和过程等方面,⑤有利于反映长期照护服务机构的综合运营状况以便于机构自身进行矫正和改进,也有利于政府决策引导长期照护服务机构的可持续发展。但运用平衡计分卡设计指标须兼顾长期照护服务机构绩效评估的特殊性。当前我国长期照护服务机构从所有制性质和运营模式上分为四类:公办公营机构、公办民营机构、民办非营利性机构和民办营利性机构。其中营利

① 参见丁玲、王江萍、胡宁松:《健康公平理念下城市养老机构资源配置公平绩效评价——以武汉市为例》,载《现代城市研究》2022 年第 8 期。

② 参见李元、邓琪钰:《基于模糊综合评价法的老年长期照护保险制度实施效果分析》,载《人口与经济》2019 年第 6 期。

③ 参见肖晓华、黄卓敏等:《医养结合养老机构服务绩效评价指标体系的构建》,载《中国全科医学》2019 年第 26 期。

④ 参见陈秋玲:《社会风险预警研究》,经济管理出版社 2010 年版,第 1 ~ 271 页。

⑤ 参见郑丽、李建军等:《医院战略量化评估指标体系的构建》,载《中国医院管理》2021 年第 7 期。

性机构比重最小，仅占约 3.46%。[①] 长期照护服务通常属于非营利性的公益行业，承担着社会保障的功能，特别是公办长期照护服务机构以提供公共服务为宗旨，具有较强的社会责任。虽然部分民办机构的民办性质决定了它的营利性，但也并未弱化长期照护服务合同的信义关系。[②③] 故在指标设计上除关注投入产出的相对经济性外，更应关注长期照护服务机构多元工作目标的整体完成情况，以区别于适用于纯营利的私人部门的指标设置。

此次研究结合老年长期照护服务机构绩效管理的发展特征与战略中心修正了平衡计分卡的四个维度，其后参考朱毅等[④]、张珏等[⑤]的评价指标体系思路，遵循科学性、系统性、可操作性原则，从财务、客户、内部运营、学习与成长等维度设计出了老年长期照护服务机构绩效评估指标体系。研究历经两轮函询共计 6 位专家（其中，成都市民政局 1 人、成都市长期照护保险定点机构管理人员 2 人、山东省从事老年长期照护服务相关研究的教授 3 人），经历了撰写专家询函问卷、选取询函专家、发放并回收问卷以及质询结果分析总结等过程。两次函询调查的具体情况如下。

第一轮咨询对初拟的指标体系进行分析，根据专家反馈的意见，一级指标设置较为合理，无须修改；二级指标中将“社会保障”修正为“资源效能”，将“政府支持度”修正为“政府支持的可获得感”，将“服务技能”修正为“员工能力”，添加“员工忠诚度”和“组织结构能力”两个指标。第二轮咨询确定了评价指标的重要性、必需性和可获得性，并请专家为一级指标及二级指标逐一进行赋值。具体指标体系见表 4 – 8 和表 4 – 9。

① 参见王震：《我国长期照护服务供给的现状、问题及建议》，载《中国医疗保险》2018 年第 9 期。

② 参见赵廉慧：《论信义义务的法律性质》，载《北大法律评论》2020 年第 1 期。

③ 在非常广阔的民事领域，存在大量的信义关系。信义关系产生的基本逻辑包括双方地位的不对等即一方对另一方存在依赖关系，且处于强势的一方对弱势一方的事务具有控制权。为了限制控制权的滥用，须在双方之间构建一种信任，在法理上被依赖的一方被强制承担一种利他性义务。在长期照护服务合同关系中，机构与失能老人之间便存在这一信义关系。

④ 参见朱毅、陈兴蜀等：《基于模糊综合评价模型的 DNS 健康度评估》，载《信息网络安全》2018 年第 4 期。

⑤ 参见张珏、张强：《基于模糊综合评价的社区老年教育服务质量研究》，载《继续教育研究》2021 年第 6 期。

表 4 – 8　老年长期照护服务机构绩效评估指标体系一级指标

一级指标	重要性	必需性
财务维度	5	5
客户维度	5	5
内部运营维度	4	4
学习与成长维度	4	4

填表说明：分数请填整数。重要性：填写"1 – 5"，"1"为不重要，"5"为最重要；必需性：填写"1 – 5"，"1"为不需要，"5"为最需要；可获得性：填写"1 – 5"，"1"为不可获得，"5"为最易获得。

数据来源：笔者根据两轮专家咨询建议整理而得。

表 4 – 9　老年长期照护服务机构绩效评估指标体系二级指标

一级指标	二级指标	重要性	必需性	可获得性
1　财务维度	1.1　收入结构	4	4	2
	1.2　费用控制	5	5	3
	1.3　资源效能	5	5	3
	1.4　财务监督	4	4	4
2　客户维度	2.1　政府支持的可获得感	4	5	2
	2.2　服务内容评价	5	5	3
	2.3　服务对象（老人及其亲属、监护人）的满意度	5	5	3
	2.4　服务环境评价	5	4	4
	2.5　健康生活水平	4	5	3
3　内部运营维度	3.1　医疗服务	5	5	2
	3.2　卫生服务	5	5	3
	3.3　养老服务	5	5	4
	3.4　配套服务	5	4	3
	3.5　队伍建设	5	5	3
	3.6　服务流程创新改造能力	5	4	3
	3.7　服务质量控制能力	4	3	3

续表

一级指标	二级指标	重要性	必需性	可获得性
4　学习与成长维度	4.1　员工满意度	5	4	4
	4.2　员工忠诚度	5	4	3
	4.3　员工能力	5	4	4
	4.4　组织结构能力	4	4	4

填表说明：分数请填整数。重要性：填写“1－5”，“1”为不重要，“5”为最重要；必需性：填写“1－5”，“1”为不需要，“5”为最需要；可获得性：填写“1－5”，“1”为不可获得，“5”为最易获得。

数据来源：笔者根据两轮专家咨询建议整理而得。

2. 评价方法

由于评价指标为描述性指标，难以准确定量化，而且每个人的经验判断都具有不同程度的模糊性，因此适合运用模糊评价方法进行研究。该方法是以模糊数学为基础，依据隶属度原理，将一些边界不清、信息不完善、不易定量的因素定量化之后再进行综合评价的一种方法。① 该方法常用于业绩、服务质量以及竞争力评价等方面的研究，②具有结果清晰、系统性强的特点，能较好地解决模糊的、难以量化的问题，具有较强的科学性和实用性。具体步骤如下。

（1）确定评价因素集

根据老年长期照护服务机构绩效评估指标体系，建立评价因素集 $U_i = (u_1, u_2, u_3, u_4)$，其中 u_1、u_2、u_3、u_4 分别表示财务、客户、内部运营、学习与成长四个维度作为一级指标，每个维度下包括了二级指标 $U_j (j = 1, 2, 3\cdots)$ 共同组成一级指标的各个维度。

（2）确定评价集

评价等级是描述评价因素所处的不同状态，规定了某一具体评价因素的阈值范围。评价集 V 表示为：

$$V = (v_1, v_2, v_3, v_4, v_5)$$

v_1, v_2, v_3, v_4, v_5 分别代表优秀、良好、一般、较差、很差。

① 参见谭跃进主编：《定量分析方法》，中国人民大学出版社 2002 年版，第 1～248 页。

② 参见李元、邓琪钰：《基于模糊综合评价法的老年长期照护保险制度实施效果分析》，载《人口与经济》2019 年第 6 期。

(3)确定模糊隶属度

此次研究采用模糊统计法计算模糊隶属度(r),通过构建模糊评价矩阵(R)来量化各类评价指标与评价等级之间的关系,矩阵结果表示同一指标的归一化处理结果,即问卷调查中同一类指标的人数占比情况。公式为:

$$r_{ij} = \frac{v_{ij}}{\sum_{j=1}^{5} v_{ij}(i = 1,2,\cdots,7;j = 1,2,\cdots,5)} \qquad (4-1)$$

式(4-1)中:r_{ij}表示 R 中第 i 个评价指标的第 j 个评价等级,v_{ij} 表示第 i 个评价指标的第 j 个评价等级中收集的有效样本数量。

(4)确定指标权重

不同评价指标对标准化评价体系的重要程度有所差异,一般通过确定指标权重来反映各评价指标的重要程度。此研究采用平衡计分卡的一般原则并结合专家对每一项一级指标及二级指标进行的赋值,求得平均数,进而修正相应的权重值。该方法能够在定量信息较少的情况下有效解决多因素权重的比重问题,从指标的重要性、必需性及可获得性出发,通过层次排序使决策过程数字化,得出评价指标的权重(W)(见表4-10)。

表4-10　老年长期照护服务机构绩效评估指标体系及权重

一级指标(W)	二级指标	权重(W)
财务维度(0.3)	收入结构	0.25
	费用控制	0.25
	资源效能	0.25
	财务监督	0.25
客户维度(0.3)	政府支持的可获得感	0.2
	服务内容评价	0.2
	服务对象的满意度	0.2
	服务环境评价	0.2
	健康生活水平	0.2

续表

一级指标(W)	二级指标	权重(W)
内部运营维度(0.2)	医疗服务	0.15
	卫生服务	0.15
	养老服务	0.15
	配套服务	0.15
	队伍建设	0.15
	服务流程创新改造能力	0.15
	服务质量控制能力	0.1
学习与成长维度(0.2)	员工满意度	0.25
	员工忠诚度	0.25
	员工能力	0.25
	组织结构能力	0.25

数据来源：笔者根据平衡计分卡的一般原则并结合两轮专家咨询建议计算而得。

(三)实证分析

1.样本选取

此次研究基于线上调研，选取了成都市、重庆市、青岛市、晋城市共四个试点城市进行调研，研究样本涉及东、中、西部地区的城市，新一线城市和四线城市，一、二批次试点城市，分别针对机构服务提供者和机构服务接受者(失能老人及其亲属、监护人)两类群体，发放线上问卷共600份，回收593份，回收率约为98.83%，有效问卷为562份，有效率约为94.77%。在我国，机构照护服务包括两种类型，除机构入住服务之外，还包括家庭照护床位服务。家庭照护床位是指依托符合条件的养老服务机构，以家庭照护为基础，以居家环境适老化改造、智能化管理为支撑，将专业照护服务延伸至老年人家中，使老年人在家享受“类机构”专业照护服务的一种养老服务模式。家庭照护床位实际上是机构将床位“搬”到老年人家中，是一种新型的机构照护服务模式。因此，本研究对机构长期照护服务的研究涵盖了家庭照护床位服务和机构入住服务。

(1)问卷调查的信效度分析

对收集到的有效问卷的数据进行整理,将量表数据分别录入“SPSSAU”系统中,对数据进行信效度分析。如表 4 – 11 所示,在对服务提供者类的问卷信度分析中,无论是提供家庭照护床位服务还是提供机构入住服务,克隆巴赫信度系数(Cronbach. α 系数)分别是 0.982 和 0.988,结果均大于 0.9 且接近 1,这表明问卷量表信度非常高,作答结果可信度较高。

表 4 – 11　服务提供者类问卷的信度分析

问卷对象	样本量	项目数	克隆巴赫信度系数
家庭照护床位服务提供者	135	13	0.982
机构入住服务提供者	135	30	0.988

数据来源:笔者根据问卷结果统计分析而得。

如表 4 – 12 所示,对服务提供者类问卷量表的数据采用效度分析,通过因子分析的 KMO 和巴特球形检验得出,提供家庭照护床位服务的 KMO 值为 0.948,提供机构入住服务的 KMO 值为 0.939,结果均大于 0.9 且显著,这说明量表设置较为合理。

表 4 – 12　服务提供者类问卷的效度分析

问卷对象	KMO 值
家庭照护床位服务提供者	0.948
机构入住服务提供者	0.939

数据来源:笔者根据问卷结果统计分析而得。

基于上述相同分析思路,分析服务接受者类问卷量表数据的信度。如表 4 – 13所示,对接受家庭照护床位服务和接受机构入住服务的相关问卷进行分析后,得到克隆巴赫信度系数分别是 0.959 和 0.953,结果均大于 0.9,表明问卷量表信度较高,作答结果可信度高。

表 4－13　服务接受者类问卷的信度分析

问卷对象	样本量	项目数	克隆巴赫信度系数
家庭照护床位服务接受者	427	15	0.959
机构入住服务接受者	427	15	0.953

数据来源：笔者根据问卷结果统计分析而得。

如表 4－14 所示，对服务接受者类问卷进行效度分析，结果表明接受家庭照护床位服务和接受机构入住服务的 KMO 值分别是 0.916 和 0.928，均大于 0.9，可见问卷效度结果显著，作答情况良好。

表 4－14　服务接受者类问卷的效度分析

问卷对象	KMO 值
家庭照护床位服务接受者	0.916
机构入住服务接受者	0.928

数据来源：笔者根据问卷结果统计分析而得。

综上所述，此次调研数据均处于理想状态，具有统计学分析意义，为进一步进行模糊综合分析，利用绩效评估框架检验目前长期照护服务机构绩效水平提供了数据支撑，保证了分析的客观真实性。

（2）赋值评价集

在确定的评价集 $V=(v_1, v_2, v_3, v_4, v_5)$（$v_1, v_2, v_3, v_4, v_5$ 分别代表优秀、良好、一般、较差、很差）的基础上，对应每个二级指标，分别统计问卷调查中不同评价等级所有的人次数据（见表 4－15）。

表 4－15　绩效评价指标问卷调查数据汇总

单位：人

二级指标	优秀	良好	一般	较差	很差
收入结构	33	24	30	24	24
费用控制	15	29	30	26	35
资源效能	90	79	73	91	94
财务监督	88	95	78	73	93

续表

二级指标	优秀	良好	一般	较差	很差
政府支持的可获得感	83	93	87	88	76
服务内容评价	22	25	34	14	14
服务对象的满意度	97	85	87	79	79
服务环境评价	90	96	101	71	69
健康生活水平	119	77	85	80	66
医疗服务	6	9	8	2	8
卫生服务	13	13	18	11	9
养老服务	13	14	16	10	11
配套服务	8	12	16	11	17
队伍建设	5	7	6	12	3
服务流程创新改造能力	32	32	25	33	13
服务质量控制能力	22	30	28	29	26
员工满意度	18	14	11	17	12
员工忠诚度	12	17	16	9	10
员工能力	10	13	14	18	9
组织结构能力	24	20	32	30	29

数据来源：笔者根据问卷结果分别统计而得。

(3)计算模糊评价矩阵

在对问卷调查数据汇总的基础上，通过各二级指标中对应评价的人数比例，计算得出模糊评价矩阵，即 $R_i(i=1,2,3,4)$。采用模糊综合评价法计算得出财务、客户、内部运营、学习与成长四个维度各项指标的评价矩阵。

$$R_1=\begin{bmatrix}0.244 & 0.178 & 0.222 & 0.178 & 0.178\\0.111 & 0.215 & 0.222 & 0.193 & 0.259\\0.211 & 0.185 & 0.171 & 0.213 & 0.220\\0.206 & 0.222 & 0.183 & 0.171 & 0.218\end{bmatrix}$$

$$R_2=\begin{bmatrix}0.194 & 0.218 & 0.204 & 0.206 & 0.178\\ 0.202 & 0.229 & 0.312 & 0.128 & 0.128\\ 0.227 & 0.199 & 0.204 & 0.185 & 0.185\\ 0.211 & 0.225 & 0.237 & 0.166 & 0.162\\ 0.279 & 0.180 & 0.199 & 0.187 & 0.155\end{bmatrix}$$

$$R_3=\begin{bmatrix}0.182 & 0.273 & 0.242 & 0.061 & 0.242\\ 0.203 & 0.203 & 0.281 & 0.172 & 0.141\\ 0.203 & 0.219 & 0.250 & 0.156 & 0.172\\ 0.125 & 0.188 & 0.250 & 0.172 & 0.266\\ 0.152 & 0.212 & 0.182 & 0.364 & 0.091\\ 0.237 & 0.237 & 0.185 & 0.244 & 0.096\\ 0.163 & 0.222 & 0.207 & 0.215 & 0.193\end{bmatrix}$$

$$R_4=\begin{bmatrix}0.250 & 0.194 & 0.153 & 0.236 & 0.167\\ 0.188 & 0.266 & 0.250 & 0.141 & 0.156\\ 0.156 & 0.203 & 0.219 & 0.281 & 0.141\\ 0.178 & 0.148 & 0.237 & 0.222 & 0.215\end{bmatrix}$$

2. 风险模糊评价

(1)采用各指标的评价矩阵 R 与相对应的权重赋值 W 可以求得模糊综合评价集 B,公式为:

$$B=W_i\times R_i(i=1,2,3,4) \tag{4-2}$$

进一步计算得出一级指标模糊综合评价集如下所示:

$$B_1=W_1\times R_1=[0.193\quad 0.200\quad 0.200\quad 0.189\quad 0.219]$$

$$B_2=W_2\times R_2=[0.223\quad 0.210\quad 0.231\quad 0.174\quad 0.162]$$

$$B_3=W_3\times R_3=[0.182\quad 0.222\quad 0.229\quad 0.197\quad 0.171]$$

$$B_4=W_4\times R_4=[0.193\quad 0.203\quad 0.215\quad 0.220\quad 0.170]$$

(2)利用一级指标模糊综合评价集 B 和测量标度 H 进行模糊计算,可以求得衡量指标的综合评价分数 E,公式为:

$$E=B\times H \tag{4-3}$$

式(4-3)中，H 用优秀、良好、一般、较差、很差表示，用数字指代分别为 5、4、3、2、1，进一步计算得出一级指标综合评价分数如下所示：

$$E_1 = B_1 \times H = 0.193 \times 5 + 0.200 \times 4 + 0.200 \times 3 + 0.189 \times 2 + 0.219 \times 1 = 2.962$$

$$E_2 = B_2 \times H = 0.223 \times 5 + 0.210 \times 4 + 0.231 \times 3 + 0.174 \times 2 + 0.162 \times 1 = 3.158$$

$$E_3 = B_3 \times H = 0.182 \times 5 + 0.222 \times 4 + 0.229 \times 3 + 0.197 \times 2 + 0.171 \times 1 = 3.050$$

$$E_4 = B_4 \times H = 0.193 \times 5 + 0.203 \times 4 + 0.215 \times 3 + 0.220 \times 2 + 0.170 \times 1 = 3.032$$

利用模糊评价矩阵 R 和测量标度 H 进行模糊计算，得到测量指标的二级综合评价分数 e，公式为：

$$e = R \times H \tag{4-4}$$

式(4-4)中，$R_i(i=1,2,3,4)$，$H=$（优秀、良好、一般、较差、很差）$=(5,4,3,2,1)$，计算得出结果如下：

$$e_1 = 0.244 \times 5 + 0.178 \times 4 + 0.222 \times 3 + 0.178 \times 2 + 0.178 \times 1 = 3.132$$

$$e_2 = 0.111 \times 5 + 0.215 \times 4 + 0.222 \times 3 + 0.193 \times 2 + 0.259 \times 1 = 2.726$$

$$e_3 = 0.211 \times 5 + 0.185 \times 4 + 0.171 \times 3 + 0.213 \times 2 + 0.220 \times 1 = 2.954$$

$$e_4 = 0.206 \times 5 + 0.222 \times 4 + 0.183 \times 3 + 0.171 \times 2 + 0.218 \times 1 = 3.027$$

依次计算，得到二级指标综合评价得分如表 4-16 所示。

(3)利用一级指标对应的权重赋值 W 和模糊综合评价集 B 组成的矩阵，求得总体评价集 A，公式为：

$$A = W \times B \tag{4-5}$$

计算结果如下所示：

$$A = \begin{bmatrix} 0.3 \\ 0.3 \\ 0.2 \\ 0.2 \end{bmatrix}^T \times \begin{bmatrix} 0.193 & 0.200 & 0.200 & 0.189 & 0.219 \\ 0.223 & 0.210 & 0.231 & 0.174 & 0.162 \\ 0.182 & 0.222 & 0.229 & 0.197 & 0.171 \\ 0.193 & 0.203 & 0.215 & 0.220 & 0.171 \end{bmatrix}$$

$$= [0.200 \quad 0.208 \quad 0.218 \quad 0.192 \quad 0.183]$$

再对总体评价集 A 进行去模糊计算，得出综合评价分数 E，公式为：

$$E = A \times H \tag{4-6}$$

计算结果为：$E = 0.200 \times 5 + 0.208 \times 4 + 0.218 \times 3 + 0.192 \times 2 + 0.183 \times$

1 = 3.052

综上，总结得出老年长期照护服务机构绩效评估各级指标的综合评价结果如表4－16所示。

表4－16 老年长期照护服务机构绩效评估各级指标的综合评价结果

评价目标(E)	一级指标(E)	二级指标(模糊综合评价值 E)	
长期照护服务绩效水平(3.052)	财务维度(2.962)	收入结构	(3.132)
		费用控制	(2.726)
		资源效能	(2.954)
		财务监督	(3.027)
	客户维度(3.158)	政府支持的可获得感	(3.044)
		服务内容评价	(3.246)
		服务对象的满意度	(3.098)
		服务环境评价	(3.160)
		健康生活水平	(3.241)
	内部运营维度(3.050)	医疗服务	(3.092)
		卫生服务	(3.155)
		养老服务	(3.125)
		配套服务	(2.737)
		队伍建设	(2.973)
		服务流程创新改造能力	(3.272)
		服务质量控制能力	(2.947)
	学习与成长维度(3.032)	员工满意度	(3.124)
		员工忠诚度	(3.192)
		员工能力	(2.952)
		组织结构能力	(2.852)

数据来源：笔者利用模糊综合评价法对试点城市长期照护服务机构绩效评估计算而得。

3. 评价结果分析

(1)总体取得初步成效

从分析结果来看，四个试点城市的长期照护服务机构绩效总体综合评价值为3.052，介于“良好”与“一般”评价之间。经过试点，政府建立的长期护理保险制度总体初见成效，长期照护服务供给在一定程度上保障了被照护者基本生活的同时也缓解了家庭经济和人力的双重压力，①但在机构建设与内部运营等多个方面存在短板，机构提供照护的可及性、操作性、针对性仍有待提高。

(2)财务维度试行情况不理想

从分析结果来看，财务维度的综合评价值为2.962，介于“一般”与“较差”之间，低于长期照护服务的总体评分3.052，可见财务维度的执行情况比总体绩效水平差。通过分析二级指标的评价值可以看出，其中“收入结构”(3.132)和“财务监督”(3.027)对财务维度总体呈积极作用。试点地区地方政府逐步建立了相对合理的服务收费标准，结合财政补贴使得长期照护服务机构的“收入结构”较为合理。“费用控制”(2.726)和“资源效能”(2.954)是导致财务维度效果不佳的重要原因。从“费用控制”指标来看，资金来源有限而支出较大使得资金供需不平衡。除盈亏由政府兜底的公办公营机构外，其他非营利性机构成本回收的周期比较长，且长期照护服务涉及生活照料和医疗护理两大板块，利润微薄但支出体量巨大导致经济上收支不平衡。政府应加大对民营机构的扶持力度，合理地给予减免税收及费用的优惠，发挥民办机构在市场化养老中的作用。“资源效能”指标主要测评“服务收入中来自政府补贴的收入”的情况。“资源效能”较低在民营机构中尤为凸显。一方面，政府虽对公办民营机构实行“高补贴”的优惠扶持政策②，但同时又对其收取偏高的设施使用费和较高的风险保证金，并要求较大的前期投入资金实际到位，加重了其运营成本；另一方面，各地政府虽然制定并实施了“民办养老机构资助办法”，对民办机构实行新增床位补贴、护理补贴、医养结合补贴和等级评定补贴，但总体上政府对民办养老机构

① 参见周学馨、王雪琴：《实施积极应对人口老龄化国家战略的社会治理回应研究——基于政府老龄社会治理的视角》，载《重庆理工大学学报(社会科学版)》2022年第9期。

② 参见何文炯、王中汉：《论老龄社会支持体系中的多元共治》，载《学术研究》2021年第8期。

的补贴效率不高，养老资源配置既不公平也不合理。[①] 从短期看，应完善长期照护补贴制度，优化评定标准、简化审批流程。从长期看，要研究建立由各级政府、用人单位、慈善捐赠、个人缴费等多方筹资的长期护理保险制度[②]，充实保险资金储备。此外，民办机构自身也应发展最大限度地利用社会资源的能力。

(3)客户维度试行效果显著

客户维度的综合评价值为3.158，介于“良好”与“一般”之间，且高于长期照护服务的总体分值，实施效果显著，对长期照护服务有正向影响。从二级指标进一步分析，“服务内容评价”(3.246)分值最高，“健康生活水平”(3.241)分值次之，可见在四个试点城市中，失能老人及其亲属、监护人对“服务内容评价”较高，各项服务项目的设定和对服务质量的规范也有一定的成效。二级指标中“服务环境评价”(3.160)处于中位，表明家庭床位和照护机构的卫生环境和治安状况获得了受众群体的基本认可，建议将护理补贴发放与养老机构安全责任挂钩，进一步促进机构安保能力的提升。“服务对象的满意度”(3.098)评分低于客户维度的综合评价值。“服务对象的满意度”偏低，表明虽然服务内容有所规范，但服务质量还有待提高，建议在国家标准出台之前通过行业自律即制定行业标准的方式来降低服务的投诉率和客户的流失率。“政府支持的可获得感”(3.044)评分也低于客户维度的综合评价值。目前长期护理保险资金来源主要是医保统筹基金、单位补充医保资金、个人缴费以及政府财政补助，缴费比例总体不高，均小于0.3%(大多在0.1%—0.2%)，[③④⑤⑥]且社会投资参与度较低。资金来源不充足，使得试点城市长期护理保险覆盖范围窄，进而影响“政府

---

① 参见何文炯、王中汉：《论老龄社会支持体系中的多元共治》，载《学术研究》2021年第8期。

② 参见陈泰昌、尤帅：《新时代我国人口老龄化的发展态势和战略研究》，载《老龄科学研究》2019年第4期。

③ 成都医疗保障局：《成都市长期护理保险实施细则》，载 https://cdyb.chengdu.gov.cn/ylbzj/c128998/2022-06/16/content_658f5c90a0a04782830e64119fb4023b.shtml。

④ 重庆医疗保障局：《重庆市长期护理保险服务项目和标准暂行办法》，载 https://ylbzj.cq.gov.cn/zwgk_535/zfxxgkml/zcwj_291934/qtwj222/202112/t20211206_10085503_wap.html。

⑤ 青岛市人民政府：《青岛市长期护理保险办法》，载 http://www.qingdao.gov.cn/zwgk/xxgk/ybj/gkml/gwfg/202103/t20210330_3034215.shtml。

⑥ 晋城市人民政府：《关于建立长期护理保险制度的实施意见》，载 http://xxgk.jcgov.gov.cn/jcsrmzf/zc/jszf/202012/t20201230_1327927.shtml。

支持的可获得感”。应充分考虑不同类型家庭的支付能力，灵活使用补贴、税收优惠以及政府直接购买服务等政策工具，[①]并为承担长期照护责任的家庭提供直接经济援助或税收优惠等，[②]以提升“政府支持的可获得感”。

(4)内部运营维度试行效果较好

从分析结果来看，内部运营维度的综合评价值为3.050，与长期照护服务的总体评价值(3.052)持平，表明该维度的实施效果较好。从二级指标来看，“服务流程创新改造能力”(3.272)、“医疗服务”(3.092)、“卫生服务”(3.155)、“养老服务”(3.125)的实施效果对该维度发展有积极影响，表明现有的长期照护服务机构在市场化机制和政府扶持的双重作用下，在创新运营管理模式等方面完成度较高。但“配套服务”(2.737)、“队伍建设”(2.973)、“服务质量控制能力”(2.947)在内部运营维度下的建设效果不佳，原因有三，一是在长期照护服务实施过程中，老年人所需的生活照料和医疗护理分别归属于养老保障和医疗保障的范畴，导致长期照护服务被养老制度和医疗制度所分割，难以形成有效的治理机制。[③] 机构、社区和家庭之间也没有形成联动工作机制，未与附近医疗机构构建老年人就医的绿色通道。这些因素共同影响了“配套服务”指标的评价结果。二是劳动力资源有限且发展不均衡，城市多于农村、东部多于中西部，导致长期照护领域照护类专业人才相对短缺与结构失衡，“队伍建设”存在较大问题。三是2017年原国家质量监督检验检疫总局、国家标准化管理委员会发布实施了《养老机构服务质量基本规范》，标志着全国养老机构服务质量迈入标准化管理的时代。[④] 但长期照护服务领域仍缺乏国家标准。失能老人长期照护服务机构内部也未能形成科学的标准与管理规范，导致“服务质量控制能力”评价值较低。针对以上问题，首先，政府应构建整体治理模式，打破条块分

① 参见胡湛、彭希哲：《应对中国人口老龄化的治理选择》，载《中国社会科学》2018年第12期。

② 参见周学馨、王雪琴：《实施积极应对人口老龄化国家战略的社会治理回应研究——基于政府老龄社会治理的视角》，载《重庆理工大学学报(社会科学版)》2022年第9期。

③ 参见周学馨、王雪琴：《实施积极应对人口老龄化国家战略的社会治理回应研究——基于政府老龄社会治理的视角》，载《重庆理工大学学报(社会科学版)》2022年第9期。

④ 参见谢立黎、王煜霏、王飞：《党的十八大以来我国老龄政策的发展历程和变化特征——基于“五位一体”总体布局视角》，载《社会建设》2023年第1期。

割,避免政策碎片化,整合“医”“养”服务资源;机构应在日常生活照料和非治疗性康复护理等基础型服务之上设置突显个性化和针对性的提升型服务,以及凸显职业化和规范化的专业型服务[①]。其次,政府应加强人才培养方面的扶持政策,鼓励机构加大专业人才的储备。最后,政府应将建立全国统一的长期照护服务质量标准和评价体系作为当前的工作重心,并加强行业监管。

(5)学习与成长维度试行效果不显著

学习与成长维度的综合评价值为3.032,介于“良好”与“一般”之间,但稍低于长期照护服务绩效总体评分,表明学习与成长维度试行成效不显著。从二级指标分析,“员工满意度”(3.124)和“员工忠诚度”(3.192)评价值高于学习与成长维度的总体评价值,说明现阶段各照护机构较为重视员工待遇及奖惩制度。值得注意的是试点城市的护理保险资金主要从医保基金中划转而非单独征费,但全国不少地区的医保基金已经面临较大的收支平衡压力,持续性存在较大问题。[②] 未来,资金来源的不足可能会影响员工收入进而降低其满意度和忠诚度。“员工能力”(2.952)和“组织结构能力”(2.852)的评价值低于该维度的总体评分。这一评价结论符合预期。公办公营机构管理体制比较僵化,高耗低效,员工待遇稳定容易消极倦怠;公办民营机构规模较大,但持续运营能力较弱,稳定性较差;民办民营机构规模普遍较小,工作强度大,人员流失率高。且民营机构人员的文化水平、专业水平和服务水平均较低。为应对这种情况,首先,机构内部可设立过程控制标准(人员配置、流程管理、信息甄别、设施保障、收费标准等),提高组织管理水平;其次,明确照护者的履责标准并在此基础上确定照护者的报酬标准,定期开展业务培训和道德教育,提高服务人员的专业素养和道德水平。

(四)结语

《关于扩大长期护理保险制度试点的指导意见》明确表示要集中力量深入

---

① 参见原新、金牛:《中国医养结合模式治理的基点、焦点和要点》,载《河海大学学报(哲学社会科学版)》2021年第2期。

② 参见葛延风、王列军等:《我国健康老龄化的挑战与策略选择》,载《管理世界》2020年第4期。

探索符合中国国情的长期护理保险制度,在"十四五"期间,形成符合中国国情的制度框架。目前长期护理保险试点已取得阶段性成效,如果形成"可复制、可推广"的经验,试点范围将会进一步扩大,甚至推广至全国;反之就要寻找替代改革方案。① 此次研究通过建立模糊综合评价模型,计算各级指标最终的综合评价值,检验老年长期照护服务机构绩效水平并分析其影响因素。目前,长期照护服务机构正在进行市场化改革,针对"费用控制"、"资源效能"、"服务对象的满意度"、"政府支持的可获得感"、"配套服务"、"队伍建设"、"服务质量控制能力"、"员工能力"和"组织结构能力"等指标上反映出的四种长期照护服务机构存在的共性及个性问题,此次研究提出要加大对民营机构的扶持力度推进市场化进程、构建整体治理模式协同医养资源整合、制定老年长期照护服务标准提高服务质量等建议,为机构在市场运作中提质增效及政府老龄社会治理决策提供参考。

三、分析老年长期照护服务标准化水平的影响因素

(一)顶层设计

"十四五"以来,国家对老年健康工作的部署中均提及加快构建"居家—社区—机构"三方主体共同参与的失能照护体系,②提升社区对失能老人就近看病就医与日常看护的健康护理能力,③医养结合,切实保障高龄失能弱势群体的长期照护④等内容。可见国家层面对失能人员的生活状况和长期照护服务的制度建设的重视程度在不断增强。顶层设计是老年长期照护服务可及性最重要的影响因素之一,它指导着服务、筹资、人才等多方面的发展,而在该项制度创

① 参见吴明发、严金明等:《基于模糊综合评价模型的农村宅基地流转风险评价》,载《生态经济》2018 年第 1 期。

② 参见《关于印发"十四五"健康老龄化规划的通知》,载 http://www.gov.cn/zhengce/zhengceku/2022-03/01content_5676342.htm。

③ 参见卫生健康委、全国老龄办、中医药局:《关于全面加强老年健康服务工作的通知》,载 http://www.gov.cn/zhengce/zhengceku/2022-01/18/content_5669095.htm。

④ 参见中共中央、国务院:《关于加强新时代老龄工作的意见》,载 http://www.gov.cn/xinwen/2021-11/24/content_5653181.htm。

设的初期，还存在一些问题亟待解决。

1. 统一概念

统一概念是完善顶层设计的基础，然而目前对“长期照护”的概念还没有形成规范统一的表述。例如，在中央颁布的政策文件[①]中、成都市人民政府颁布的文件[②]中以及许多学者文章中均采用了“长期照护”一词，而在中央及各地区的试点文件中又采用了“长期护理”一词。例如成都市、重庆市、青岛市和晋城市颁布的通知中就使用了“长期护理”一词。这两个概念，广义上大致相同，但在外延上却有差异。“长期护理”旨在关注失能老人的护理需求，偏向医疗护理，范围相对较窄，难以概括其他生活需求。“长期照护”是指对患有身体或心理疾病、具有功能障碍和需要接受照料服务的当事人提供长期照护，[③]强调照护的长期性和可持续性。从政策制定的宗旨来看，其核心是为失能老人提供生活照顾服务，尽可能地保证失能老人独立有尊严地生活；从服务性质来看，针对失能群体的长期服务具有非竞争性和非排他性，可将其定位为一种公共产品。因此，此次研究认为选择“长期照护”概念更加符合政策理念和公共产品的属性，也建议政府文件尽快统一使用“长期照护”这一概念。

2. 坚守公共属性

长期照护服务通过长期护理保险推广试行。一方面，政府作为保证全民共享经济成果的社会管理者，有责任和义务管理长期护理保险这类公共行政产物；另一方面，长期护理保险由政府委托商业机构实施，采用市场模式运营，因此它有公法性与私法性的双重属性，这一双重属性也提高了顶层设计的难度。如何在政府主导的前提下，提高全社会失能老人的基本生活质量和幸福指数，同时利用市场化机制提高服务质量和运行效率，需要在实践中不断探索。

目前大多试点城市采取政府购买服务的方式。政府通过公开招投标委托

---

① 参见中共中央、国务院：《关于加强新时代老龄工作的意见》，载 http://www.gov.cn/xinwen/2021-11/24/content_5653181.htm。

② 参见成都市人民政府：《关于印发成都市长期照护保险制度试点方案的通知》，载成都市人民政府网 2017 年 2 月 15 日，https://www.chengdu.gov.cn/gkml/cdsrmzfbgt/qtwj/1613191576668971008.shtml。

③ 参见何平：《论我国长期照护保险法律制度之构建》，载《法商研究》2022 年第 4 期。

商业保险机构具体负责运营，在公开招投标中应当严格遵循公平原则，在服务过程中强化国家对照护服务提供者的外部监管效能，严控服务品质，同时也要避免完全的商业化或以逐利为目的，坚守公共事业底线。

（二）标准体系建设

1. 标准体系的完整性

目前我国老年长期照护制度处于试点阶段，除了试点意见和失能评估标准等政策性文件之外，其他相关内容散见于各项老年健康规划中，可见制度内容碎片化严重。试点城市的政策也大多为原则性规定，对于需求评估体系、服务质量标准、行业监管标准等缺乏可供具体操作的标准体系。各试点城市的规章制度也不尽相同，使得各地照护服务水平参差不齐，[①]导致机构绩效考核大多依据主观判断，不仅损害了失能老人的正当权益，也造成了同案不同判的现象。因此，在试点过程中，建议整合各项政策内容和各地的工作经验，形成涵盖需求评估、过程控制和绩效评估内容的完整的标准体系。

2. 标准体系的独立性

首先，政府部门已出台与长期照护相关的规范性文件，但目前仍以部门规章为主，法律位阶较低、独立性较弱，难以提高群众的关注度。因此，建议在试点工作后期，由国务院有关行政主管部门负责项目提出、组织起草、征求意见和技术审查，最终由国务院批准发布或者授权批准发布统一的强制性标准，推广全国适用。同时，由国务院标准化行政主管部门制定并发布的对长期照护服务行业起引领作用的推荐性国家标准，同时发挥推荐性标准对相关法律法规以及强制性标准的技术支撑和补充作用。其次，尽管各试点城市都明确了资金筹集标准及路径，但对医保基金供给的依赖性强，这并非科学之举。一方面，随着长期护理保险覆盖范围的扩大，医保基金会难以负荷庞大的资金需求，给长期护理保险的稳定性带来风险；另一方面，医保和长期护理保险是两种不同类型的

---

① 参见宋志飞：《我国长期照护保险制度立法评析和完善》，载《黑龙江工业学院学报（综合版）》2020 年第 4 期。

保险制度,医保为全民提供基本医疗保障,长期护理保险则聚焦失能老人等群体为其提供生活照料服务和基础性的医疗护理需求。① 因此,建立独立的资金筹集模式是提升老年长期照护服务标准化水平的重要一环。

(三)主体协同合作

1. 政府的主导性

一方面,长期照护作为一项公共服务事业,其核心任务是建立起失能群体的生活照护体系。政府作为公共政策的制定者,自然应当在该体系中发挥主导作用,同时呼应制度的公法属性。另一方面,我国目前没有第三方机构有能力承担长期照护的整体社会职能,只有作为社会管理者的政府可以承担,因此政府应积极发挥主导性。各试点城市的政府应充分利用试点平台,对老年长期照护服务全领域开展标准化试点示范,完善对标达标工作机制,促进标准与服务质量融合发展。老年长期照护服务需要卫生健康、民政、财政等多个部门之间协同共治,打破壁垒,使政策措施保持一致性,减少因政策内容重复、碎片化带来的消极影响,避免因多头管理而导致市场主体在参与老龄化社会治理的过程中手足无措。

随着长期照护政策的不断更新,政府的责任边界也需要重新明确,哪些部分由政府完全承担、哪些可通过市场自行调节、哪些可通过特许经营的方式授权等都需要界定清晰。同时利用标准发挥政府的兜底保障和监督职能,以标准为依据开展行业管理、市场准入、质量评估等,激发社会治理活力,发挥市场对机构主体优胜劣汰的作用。

2. 社会主体的参与性

长期照护是在现有社会保障制度无法满足需求、家庭照护功能持续弱化、个体难以承受康复护理费用的背景下构建的一种多主体参与的制度。② 这表

---

① 参见宋志飞:《我国长期照护保险制度立法评析和完善》,载《黑龙江工业学院学报(综合版)》2020 年第 4 期。

② 参见常成:《结构 – 机制视角下长期照护政策执行偏差研究》,载《社会保障评论》2021 年第 2 期。

明，长期照护服务的发展不能只靠政府力量，需要充分调动社会各方力量以实现"共建共治共享"的共同发展模式。

在资金筹集方面，个人、企业和政府需遵循共同责任原则，由个人和企业共同缴费参与筹资，政府提供财政补贴，专款专用。但应照顾特殊群体的实际需求，为低收入老人享受长期照护服务提供更多优惠措施。当然，企业和个人的参与行为不能逾越政策要求和标准化体系。提供照护服务者和接受照护服务者之间一定程度上存在私法的合同关系，但又与一般的商业合同有所区别，为了保证合同缔结的公平合理性，必须接受政府管制。因此，厘清双方法律上的权利义务和责任范围，才能减少纠纷，促进老年长期照护制度的健康发展。

第五部分　老年长期照护服务标准化供给策略的建议

一、创造良好的制度政策环境

（一）建立长期照护服务标准化管理协调机构

首先，在国家层面建立长期照护服务标准化管理协调机构，保障全国范围内老年长期照护服务标准化运行平稳可控。其次，各地应尽快建立本地区的长期照护服务标准化管理协调机构，在推动落实国家老年长期照护服务标准化有关部署的同时，统筹地方力量，结合地方实际需求、地域特色以及资源禀赋，制定地方的长期照护服务标准，提高标准化运行的有效性和针对性。但在此过程中应把握强制性国家标准不可修改的红线。鼓励地方制定严于国家的标准，并及时将实施效果良好、符合相关要求的地方标准转化为国家标准，促进标准化产品与标准化服务的融合发展，推动管理协调机构在长期照护服务标准规范完善以及信息化智能化管理服务等方面的示范引领作用，引导各类主体提供合格的照护服务。最后，以老年长期照护服务标准化管理协调机构为依托，构建长期照护服务网络。“长期照护服务标准化管理协调机构指导照护服务标准化的运行，将标准化的长期照护服务延伸至社区、机构和家庭。”①对内强化机构间的协同联动，有机整合养老机构、社区照料中心、家庭养老床位服务等资源，让老年人无论是在机构养老、社区日间活动，还是居家休养，都能享受到连贯且标准一致的照护服务。

---

① 刘言祎、阎红：《我国老年长期照护的困境与对策研究》，载《医学与法学》2021 年第 2 期。

(二)健全照护服务标准化供给的法律法规

中共中央、国务院《关于深化养老服务改革发展的意见》首次明确基本养老服务要以失能老年人照护为重点,要求增强居家、社区、机构等不同服务形态的失能照护能力。提出健全全国统一的老年人失能程度综合评估制度,推动精准高效配置失能照护资源;同时,推动失能照护资源下沉到城乡社区,延伸到老年人家庭,加强失能照护标准化建设,完善失能照护质量评价体系,促进失能照护质量提升。故,应尽快构建全国统一的老年人失能程度综合评估制度,制定涵盖身体机能、认知能力、心理状况、社会适应能力等多维度的科学评估指标体系,并实现与《民法典》中民事主体行为能力制度的衔接。

此外,整合《居家养老上门服务基本规范》《关于加强失能失智老年人照护服务支持的意见》《关于推进长期照护师职业技能等级认定的实施意见》等已有标准,出台老年长期照护服务的需求评估标准、过程控制标准及绩效评估标准等相关规范,推动老年长期照护服务标准化、规范化、专业化发展。[①]

(三)出台符合我国实际的分级标准和管理规范

在分级标准制定方面,需全方位考量不同区域的经济发展落差、城乡二元结构下的养老资源分布差异以及老年人多元化的身体、心理状况特征。联合卫生健康、民政、人社等多部门协同发力,构建起涵盖不同失能等级、不同失能成因、不同失能类型等多维度的精细分级体系并明确不同失能老人群体的基本照护服务清单,精准锚定老年人的照护层级,确保资源精准投放。同时,以法治思维为引领,明确各级政府部门、照护服务机构、社会组织以及个人的权责边界。从服务流程标准化入手,规范诸如日常照料、医疗护理、康复训练等各个环节的操作准则;在人员管理上,设定严格的从业准入门槛、持续教育要求与考核监督机制;同时强化资金监管规范,保障财政补贴、社会捐赠等资金流向透明、使用

① 参见周春山、李一璇:《发达国家(地区)长期照护服务体系模式及对中国的启示》,载《社会保障研究》2015 年第 2 期。

高效。借助完善的分级标准与严谨的管理规范双轮驱动,促使老年长期照护服务在规范化轨道上稳健前行,切实提升老年人的生活福祉。

二、创设合理的奖惩激励政策

(一)补贴政策

首先,对服务供给端精确施补。通过补贴的精准发放,提高老年长期照护服务覆盖率,助力基础设施建设和人员队伍建设的标准化。通过政府资金的注入为养老机构、社区照料中心等提供经费保障,促进机构按照统一标准配备无障碍设施、康复器材等硬件设备,确保不同场所都能为老人提供安全、便利的环境,满足失能老人的日常活动与康复需求;同时,政府补贴可用于支持照护人员的专业培训项目,提升人员整体素质。其次,适当提高服务消费端的补贴水平。目前,我国主要推行的养老模式为"9073"模式,即90%的老年人进行居家养老,7%进行社区养老,3%进行机构养老。[①] 此外,根据数据统计,选择居家养老的老年人实际上占了老年人总人数的97%,[②]居家养老仍然是老年人长期照护中主要推崇的方式。直接向老年人发放补贴仍然是实施补贴政策的主要途径,提高补贴水平是快速解决供需矛盾的有效方法。政府补贴切实减轻了家庭的经济负担,让更多有需求的老人能够享受到标准化的长期照护服务。再次,采取政府直接向机构购买长期照护服务的补贴方式。参考国外补贴政策,除直接向老年人本人或者家庭发放财政补贴外,还可以通过政府向机构购买服务等方式为有长期照护服务需求的家庭提供必要的访视、照料服务等,通过此种变通方式可将财政补贴政策落到实处。[③] 最后,《关于加强新时代老龄工作的意见》强调,民政部本级和地方各级政府用于社会福利事业的彩票公益金要加大倾斜力度,自2022年起将不低于55%的资金用于支持发展养老服务。而失能老人

---

① 参见原新:《完善养老服务体系,应对"9073"格局》,载环球时报2024年12月20日,https://baijiahao.baidu.com/s?id=1818918506102217962&wfr=spider&for=pc。

② 参见王阳:《社区养老渐行渐近　选择居家养老的老人占总体97%》,载央广网2019年11月2日,https://baijiahao.baidu.com/s?id=1649048641476244466&wfr=spider&for=pc。

③ 参见张莹:《我国老年长期照护保障制度构建的几点思考——以照护需求评估为焦点》,载《中国医疗保险》2016年第9期。

属于老年人中的极弱群体，彩票公益金作为一项具有广泛社会影响力与公益属性的资金来源，理应更多地向失能老人的长期照护服务领域倾斜。

（二）财税政策

根据现行个人所得税实行的优惠政策可知，只要是在岗工作人员并且承担了赡养老人的责任就可以享受税收优惠。但现行个人所得税优惠的力度较为有限，并没有区分开普通家庭赡养老人与老年长期照护服务的差异。财税政策方面应体现出对老年长期照护服务有需求的家庭的特别优惠，比如个人所得税的减免标准应结合老年长期照护服务的实际支出。在实践中，绝大多数在岗人员的个人所得税并不多，因此可以在此基础上以承担了老年长期照护责任的家庭为单位，制定缴纳及免除个人所得税的标准。若该家庭个人所得税的额度在此标准之下，那么只要该家庭提供了老年长期照护服务，就可以免除其家庭成员的全部个人所得税；若该家庭个人所得税的额度在此标准之上，则其个人所得税应为扣除社会平均老年长期照护支出后的部分。[①] 除让财税政策直接落实到户之外，还应落实照护服务机构的税费优惠政策。让照护服务机构可以享受居民的电、水、气或热的定价政策，并且不得以土地、房屋特征等为理由拒绝执行相关定价政策。

（三）金融政策

金融政策拥有促进产业经济迅速发展等功能，是支持老年长期照护服务标准化运行的天然利器。首先，鼓励金融机构提供差异化的信贷支持，满足照护服务机构的合理融资需求。依据中共中央、国务院《关于深化养老服务改革发展的意见》之精神，加大政府性融资担保、再担保机构对提供长期照护服务的小微企业的贷款担保支持力度，降低金融机构的风险，鼓励更多金融机构为长期照护服务机构提供贷款；通过地方政府专项债券等资金渠道，支持符合条件的

---

① 参见赵怀娟、刘玥：《多元复合与福利治理：老年人长期照护服务供给探析》，载《老龄科学研究》2016 年第 1 期。

养老服务基础设施建设，积极满足养老服务机构的信贷融资需求；推广长期护理责任商业健康保险产品，支持养老服务信托业务的发展，为失能老人提供更全面的保障，减轻家庭和社会的负担；支持符合条件的长期照护项目发行基础设施领域的不动产投资信托基金（REITs），拓宽长期照护服务项目的融资渠道，吸引更多的社会资本参与。其次，在依规管控的前提下，谨慎有序地探索照护服务领域的资产证券化，支持保险资金，加大对老年照护服务产业的投资力度，协助保险机构发展相关责任保险、经营保险。鼓励保险公司创新推出具有投保便捷、期限合理、保障适度、安全稳健等特点的商业健康保险产品，将老年人的健康管理、医疗巡诊、家庭病床、居家医疗、康复、护理等纳入保障范围。通过养老金金融投资机制增强长期护理保险基金的保值增值，为失能老年人群提供可持续的长期护理保障。同时，设计差异化和个性化较强的商业长期护理保险产品，降低市场逆向选择问题。[①] 最后，鼓励金融机构开发适合老年人特点的支付、储蓄、理财等养老金融产品，扩大特定养老储蓄、养老理财试点，研究完善金融等配套政策的支持。

（四）土地政策

土地是一项极其重要的生产要素。科学制定土地政策需要精准锚定老年长期照护服务的需求核心。首先，科学规划布局新增用地。根据人口结构现状和老龄化发展趋势，提出照护服务设施用地的布局以及规模。科学编制土地供应计划，分期分批为照护服务设施提供土地。涉及新增用地的，要使划拨用地优先予以照护服务设施用地安排。其次，优化库存设施的利用机制。使用已有的场所改建照护服务设施的，可适当放宽土地和规划的要求。让照护服务机构在其所使用的存量房屋符合详细规划且不改变用地主体的条件下，可在 5 年内实行继续按土地原用途和权利类型适用过渡期政策。[②] 例如，依法制定支持照

① 参见朱铭来、李涛：《浅析长期护理保险与养老金融的协同发展》，载《东方论坛—青岛大学学报（社会科学版）》2024 年第 4 期。

② 参见邹华：《中国老年人长期照护服务供给的国际比较及发展对策》，载《社会福利（理论版）》2016 年第 5 期。

护服务发展的实施细则和工作指引，鼓励利用集体建设用地发展照护服务产业，由照护服务机构和村集体共同商定土地使用情况以及收入分配方案。

三、建立可行的风险防控机制

（一）信息公开

通过“互联网+”以及其他信息公开的手段，使标准规范、评估结论等信息透明和公开。无论是长期照护服务提供者，还是长期照护服务接受者及其亲属、监护人，都能借助信息公开机制，了解老年长期照护服务标准化运行的实际情况，从而规避可能存在的风险。保障老年长期照护服务标准化运行的关键在于防范与预测，政府应聘请第三方机构全面收集并提供老年长期照护服务相关信息，使咨询、分析以及判断评估常态化，及时对可能出现的风险进行预警。无论是服务人员的工作状态、照护设施的运行情况，还是资金的流动去向，乃至外部政策环境的细微变化，一旦察觉任何异常迹象，都应立即启动深度信息收集流程，并通过精准分析以及科学合理的预警，对存在的风险尽早进行有效防控，重点加强养老诈骗防范和整治工作的力度。

（二）平等谈判

此次研究将政府购买长期照护服务合同定位为公私兼顾、私法关系为主的合同。在私法关系层面，政府购买长期照护服务合同属于《民法典》第522条规定之“利他合同”。合同是平等民事主体之间设立、变更、终止民事关系的协议。因此，在合同中作为采购方的政府与服务提供者之间具有平等的地位。政府应建立公平的谈判规则和制度框架，保障服务提供者享有公平竞争的权利，同等条件下拥有均等的获得合同的机会；设定标准化谈判的程序，包括前期信息发布、服务提供方资格审查、谈判轮次安排、合同条款协商以及最终的签约公示等环节，并规定每个环节的时间节点和要求，避免谈判过程中出现拖延或不公平操作；对照老年长期照护服务标准，综合考虑服务质量、价格、服务提供方的信誉等多方面因素，采用量化和定性相结合的评价方式，全面、公正地评价谈判对象。同时，服务提供方有义务如实提供自身的服务能力、成本构成等信息，确保谈判建立在真实透明的基础上。发挥谈判的引导和撬动作用，引导政府完善长期照护服务的政策和标准，带动照护服务提供者提供优质的照护服务。

此外，在长期照护服务合同谈判中，服务提供者与服务接受者双方当事人之间地位平等是公平交易的基础。服务接受者通过平等谈判能够更好地表达自己的需求，要求服务提供者提供个性化的照护方案。服务提供者可以根据服务接受者的反馈，调整人员配置、服务流程等，从而优化服务内容，减少纠纷。双方合同条款应按照长期照护标准规范拟定，包括服务的详细内容、服务时间和期限、价格和支付方式、服务质量标准和监督评估方式、违约责任等内容，可以采用格式条款，但应排除“霸王条款”。

(三)投诉服务

拓展投诉的途径，不断改进和完善投诉服务机制，比如通过在线投诉平台、投诉电话专线、意见箱等方式，接受广大人民群众的监督。及时汇总投诉处理结果，对违法违纪案件进行综合分析，同时总结长期照护服务标准化运行的发展态势和特点，定期对投诉案件进行通报，相关结果纳入各地老龄社会治理综合评估，充分发挥警示教育作用。对合法、合理、合情的投诉举报加快执行速度，但对恶意诋毁以及整蛊的投诉坚决予以抵制，维护照护服务提供者以及服务接受者的合法权益。

(四)争端解决

在老年长期照护服务过程中，机构违反安保义务的行为多发，机构工作人员欺老、虐老等侵害老年人权益的行为不容忽视。但公开平台的案例检索结果只能从侧面反映我国长期照护服务的总体运行情况，无法直接反映老年长期照护服务中侵害失能老人权益案件的实际数量。因为统计数据并不包括大多数老年人在接受照护服务的过程中受到人身伤害时，选择不通过法律途径解决的情形。因此，在构建老年长期照护服务标准化体系的过程中，应将失能老人的权益保障放置于首要位置，构建对应指标并赋予合理权重，及时解决长期照护服务过程中出现的争端与纠纷。首先，充分发挥基层党组织、基层自治组织等的作用，做好矛盾冲突的预警、排查和化解工作。其次，建立老年人诉讼服务机制，同时建立纠纷协商调解机制，引导老年人及其代理人依法维权。再次，主张降低老年人的法律服务费用，同时可为行动不便的老人提供家访服务，更有效、直接地解决矛盾冲突，并为有需要的老年人提供法律援助或者司法救助等。最后，最重要的是，将需求评估标准体系规范、过程控制标准体系规范及绩效评估标准体系规范作为裁判依据，在有争议的案件中解决裁判分歧。如机构是否承担侵权责任等问题，可依据统一的机构养老标准确定机构承担责任的情形；又如审查老年人是否存在过错等问题，可使失能等级标准与行为能力标准相结合，确定老年人是否承担责任。

四、构建差异化、动态化和多元化的监管评估体系

（一）建立调控监管与统筹协调体系

老年长期照护服务标准化运行过程中涉及多方主体，其中民政部门主要负责老年长期照护服务机构的规划和设立审批，并承担贫困失能老人的社会救助和社会福利工作；卫生部门重点监管长期照护服务中的医疗护理部分，参与制定医疗护理服务标准，促进医疗机构与长期照护服务机构之间的协作；人社部门负责长期护理保险政策的制定和管理，确定保险的参保范围、缴费标准、待遇支付标准等。建立起以民政、卫生、人社等部门为牵头主体的调控监管与统筹协调体系，是尤为必要的。第一，加强协同调控监管，完善各部门协调调控监管机制，实现监管标准互通、违法线索互联、处理结果互认，优化办事流程、完善办事指南、明确办事期限，有效减轻照护服务机构和照护服务人员的负担。第二，加强常态化监管与协调。确保老年长期照护服务标准化与监管协调体系的同步建设、同步规划，定期进行全国通报；运用互联网、物联网等技术手段，实行普遍巡访和重点巡访相结合；对于未按老年长期照护服务标准化运行的照护服务提供者，授权地方政府相关部门对其实行一定程度的经济赔偿金等处罚。①

① 参见史诚、王中华：《老年长期照护服务体系协同治理模型构建与案例研究》，载《中国卫生事业管理》2022年第6期。

（二）强化对长期照护服务机构的监管

目前各试点城市的长期照护服务机构多为私营机构，存在经营不规范现象，因此有必要加强对此类机构的监督和管理。可以依照《养老机构基本规范》、长期照护服务机构过程控制标准等，对长期照护服务机构的资格准入、资金来源、设备设施、护理人员、服务内容、管理制度等进行监督。严厉打击无证照、无资质等非法经营活动，切实维护照护服务机构的市场秩序；严格禁止享受专项补贴的机构利用照护服务机构设施和场地从事与照护服务无关的活动；严格排查房屋建筑、设备设施、食品药品、消防等方面的安全隐患以及对被照护对象的人身财产侵害行为。公安、民政、卫生健康、应急管理、市场监管和消防等部门应定期对照护服务机构进行检查，对发现的问题督促其进行整改，涉及违法犯罪的移交司法办理。同时，也要有力、有效地指导照护服务机构加强自律，维护自身合法权益，提升风险管控能力。要发挥我国的政治优势和制度优势，在党的领导下，加强人大的法律监督和人民政协民主监督的作用，对相关职能部门履职情况进行审议、评议；对照护服务机构开展视察、调研。促使照护服务机构依法合规、有序运作，提供优质的、标准化的长期照护服务。

参考文献

1. 专著

[1]杜鹏:《中国老龄化社会20年:成就·挑战与展望》,人民出版社2021年版。

[2]王延中、单大圣、龙玉其:《中国社会保障发展报告(2019)No.10——养老保险与养老服务》,社会科学文献出版社2019年版。

[3][美]罗伯特·卡普兰、[美]大卫·诺顿:《平衡计分卡——化战略为行动》,刘俊勇、孙薇译,广东经济出版社2013年版。

[4]民政部、全国老龄办养老服务体系建设领导小组办公室:《国外及港澳台地区养老服务情况汇编》,中国社会出版社2011年版。

[5]陈秋玲:《社会风险预警研究》,经济管理出版社2010年版。

[6]谭跃进:《定量分析方法》,中国人民大学出版社2002年版。

2. 期刊文章

[1]王雪丹:《养老机构安全保障义务的泛化及重塑》,载《西南政法大学学报》2024年第6期。

[2]王莉:《我国长期照护服务的演变与发展——从多元供给到整体性治理》,载《社会保障评论》2023年第5期。

[3]徐银波:《养老机构人身损害赔偿责任之过错认定》,载《法学研究》2023年第1期。

[4]莫燕聂:《平衡计分卡应用研究综述和展望》,载《老字号品牌营销》2023年第1期。

[5]谢立黎、王煜霏、王飞:《党的十八大以来我国老龄政策的发展历程和变

化特征——基于“五位一体”总体布局视角》，载《社会建设》2023 年第 1 期。

[6]周学馨、王雪琴：《实施积极应对人口老龄化国家战略的社会治理回应研究——基于政府老龄社会治理的视角》，载《重庆理工大学学报（社会科学版）》2022 年第 9 期。

[7]林夏：《基于平衡计分卡的财政项目支出绩效评价研究》，载《现代营销（下旬刊）》2022 年第 7 期。

[8]丁玲、王江萍、胡宁松：《健康公平理念下城市养老机构资源配置公平绩效评价——以武汉市为例》，载《现代城市研究》2022 年第 8 期。

[9]马嘉蕾、高传胜：《老年人长期照护服务的需求生成、供需失衡与治理思路——以江苏省为例》，载《云南民族大学学报（哲学社会科学版）》2022 年第 6 期。

[10]史诚、王中华：《老年长期照护服务体系协同治理模型构建与案例研究》，载《中国卫生事业管理》2022 年第 6 期。

[11]邢梓琳、杨立雄：《混合福利经济视角下的中国老年长期照护服务体系建构——基于德日韩三国实践经验比较》，载《行政管理改革》2022 年第 5 期。

[12]何平：《论我国长期照护保险法律制度之构建》，载《法商研究》2022 年第 4 期。

[13]李建伟、吉文桥、钱诚：《我国人口深度老龄化与老年照护服务需求发展趋势》，载《改革》2022 年第 2 期。

[14]赵廉慧：《论信义义务的法律性质》，载《北大法律评论》2022 年第 1 期。

[15]王成、周玉萍：《国内养老机构标准化建设：边界、实践与展望》，载《西南石油大学学报（社会科学版）》2021 年第 3 期。

[16]李晶：《失能失智照护的社工视角与社区行动建议》，载《中国社会工作》2021 年第 17 期。

[17]张静：《医养结合服务的国际经验与启示》，载《西部学刊》2021 年第 11 期。

[18]何文炯、王中汉：《论老龄社会支持体系中的多元共治》，载《学术研

究》2021 年第 8 期。

[19]何帆:《中国特色审级制度的形成、完善与发展》,载《中国法律评论》2021 年第 6 期。

[20]齐天骄:《欧洲福利国家长期照护服务变迁及对我国的启示》,载《社会保障研究》2021 年第 6 期。

[21]张珏、张强:《基于模糊综合评价的社区老年教育服务质量研究》,载《继续教育研究》2021 年第 6 期。

[22]司丹:《政府购买养老服务合同的三重法律关系》,载《大庆师范学院学报》2021 年第 5 期。

[23]张继元:《社区医养结合服务:日本的探索与启示》,载《安徽师范大学学报(人文社会科学版)》2021 年第 3 期。

[24]原新、金牛:《中国医养结合模式治理的基点、焦点和要点》,载《河海大学学报(哲学社会科学版)》2021 年第 2 期。

[25]常成:《结构 - 机制视角下长期照护政策执行偏差研究》,载《社会保障评论》2021 年第 2 期。

[26]陆杰华、韦晓丹:《老龄社会新形态下城市老年群体社会治理模式的变革》,载《江苏行政学院学报》2021 年第 2 期。

[27]刘言祎、阎红:《我国老年长期照护的困境与对策研究》,载《医学与法学》2021 年第 2 期。

[28]郑远长:《关于我国失能老年人数据的比较分析》,载《社会福利(理论版)》2021 年第 1 期。

[29]罗丽娅、丁建定:《典型福利国家老年长期照护服务的国际比较与价值启示》,载《经济社会体制比较》2021 年第 1 期。

[30]杜鹏、李龙:《新时代中国人口老龄化长期趋势预测》,载《中国人民大学学报》2021 年第 1 期。

[31]闫勇、娄峥嵘:《德国、日本、英国老年长期照护人员培训制度比较研究》,载《中国职业技术教育》2020 年第 9 期。

[32]纪闻:《政府购买公共服务合同中的受益公众救济——以第三人利益

合同为视角》,载《新疆大学学报(哲学·人文社会科学版)》2020 年第 6 期。

[33]葛延风、王列军、冯文猛等:《我国健康老龄化的挑战与策略选择》,载《管理世界》2020 年第 4 期。

[34]谢立黎、郝小峰、韩文婷:《老年照护服务供给模式国际比较与启示》,载《中国卫生政策研究》2020 年第 4 期。

[35]罗丽娅:《荷兰老年长期照护服务的政策演进、实践逻辑及价值启示》,载《社会保障研究》2020 年第 4 期。

[36]宋志飞:《我国长期照护保险制度立法评析和完善》,载《黑龙江工业学院学报(综合版)》2020 年第 4 期。

[37]郑巧英、张小霞、陈雪莲:《标准化助推养老机构服务高质量发展路径探析》,载《标准科学》2020 年第 2 期。

[38]陆杰华、刘芹:《从理念到实践:国际应对人口老龄化的经验与启示》,载《中国党政干部论坛》2020 年第 1 期。

[39]肖晓华、黄卓敏、伍娅菲等:《医养结合养老机构服务绩效评价指标体系的构建》,载《中国全科医学》2019 年第 26 期。

[40]彭雅兰、孔英:《国际老年长期照护筹资模式评估探究》,载《中国卫生经济》2019 年第 11 期。

[41]孙鹃娟、吴海潮:《我国老年人长期照护的供需特点及政策建议》,载《社会建设》2019 年第 6 期。

[42]车闰平:《建构我国老年长期照护服务递送体系的伦理学思考》,载《医学与哲学》2019 年第 13 期。

[43]李元、邓琪钰:《基于模糊综合评价法的老年长期照护保险制度实施效果分析》,载《人口与经济》2019 年第 6 期。

[44]李芳、姜日进:《我国长期照护人力资源的短缺及其制度应对》,载《东方论坛》2019 年第 5 期。

[45]陈泰昌、尤帅:《新时代我国人口老龄化的发展态势和战略研究》,载《老龄科学研究》2019 年第 4 期。

[46]胡湛、彭希哲:《应对中国人口老龄化的治理选择》,载《中国社会科

学》2018 年第 12 期。

[47]王震:《我国长期照护服务供给的现状、问题及建议》,载《中国医疗保险》2018 年第 9 期。

[48]李燕喃、邓晶:《美国长期照护机构评述及启示》,载《医学与哲学》2018 年第 7 期。

[49]江钦辉:《政府购买居家养老服务合同若干问题思考》,载《温州大学学报(社会科学版)》2018 年第 6 期。

[50]朱毅、陈兴蜀、陈敬涵等:《基于模糊综合评价模型的 DNS 健康度评估》,载《信息网络安全》2018 年第 4 期。

[51]吴明发、严金明等:《基于模糊综合评价模型的农村宅基地流转风险评价》,载《生态经济》2018 年第 1 期。

[52]吴卅:《政府购买公共体育服务绩效评估现状——基于上海市和常州市经验》,载《北京体育大学学报》2017 年第 3 期。

[53]杨团:《中国长期照护的政策选择》,载《中国社会科学》2016 年第 11 期。

[54]张莹:《我国老年长期照护保障制度构建的几点思考——以照护需求评估为焦点》,载《中国医疗保险》2016 年第 9 期。

[55]刘德浩:《荷兰长期照护制度:制度设计、挑战与启示》,载《中国卫生事业管理》2016 年第 8 期。

[56]杜鹏、孙鹃娟等:《中国老年人的养老需求及家庭和社会养老资源现状——基于 2014 年中国老年社会追踪调查的分析》,载《人口研究》2016 年第 6 期。

[57]邹华:《中国老年人长期照护服务供给的国际比较及发展对策》,载《社会福利(理论版)》2016 年第 5 期。

[58]邹焕聪:《"三元主体"框架下政府购买公共服务的主体地位重构研究》,载《四川行政学院学报》2016 年第 4 期。

[59]毛艳华:《政府购买居家养老服务监管:基于博弈视角的研究》,载《西北人口》2016 年第 1 期。

[60]乌兰图雅:《政府购买居家养老服务合同相关法律问题研究》,载《内蒙古财经大学学报》2016 年第 1 期。

[61]赵怀娟、刘玥:《多元复合与福利治理:老年人长期照护服务供给探析》,载《老龄科学研究》2016 年第 1 期。

[62]张莹:《评估老年长期照护需求是长护制度的基础》,载《中国医疗保险》2015 年第 11 期。

[63]周春山、李一璇:《发达国家(地区)长期照护服务体系模式及对中国的启示》,载《社会保障研究》2015 年第 2 期。

[64]丁一、吕学静:《发达国家(地区)老年人长期照护制度研究综述——兼论中国老年人长期照护制度的对策》,载《学术论坛》2013 年第 12 期。

[65]柳璐、张红艳、史诺:《国际老年长期照护服务递送的研究》,载《医学与哲学》2013 年第 10 期。

[66]刘晓雪:《建立适合中国国情的长期照护服务制度》,载《社会福利(理论版)》2013 年第 1 期。

[67]谢军、伍朝阳等:《标准化在养老服务行业中的应用》,载《第九届中国标准化论坛论文集》2012 年。

[68]穆光宗:《美国社区养老模式借鉴》,载《人民论坛》2012 年第 22 期。

[69]张云英、王薇:《发达国家和地区空巢老年人长期照护的经验与启示》,载《社会保障研究》2012 年第 6 期。

[70]岛田千穗、高桥龙太郎:《高龄者终末期疗护中多工种间协作》,载《日本老年医学会杂志》2011 年第 3 期。

[71]刘乃睿、于新循:《论我国孝道传统下老年人长期照护制度的构建》,载《西南大学学报(社会科学版)》2008 年第 5 期。

[72]Kalideen L, Govender P & van Wyk JM, Kuupiel D. *Mapping evidence on standards and quality of care for older persons in long – term care facilities: a scoping review protocol*, Syst Rev., 2021, 22, 10(1).

[73] Yi Zeng et al., Survival, Disability in Activities of Daily Living, Physical and Cognitive Function Among the Oldest – old in China: A Cohort

Study, The Lancet, Vol. 389, no. 10079, 2017.

[74] Saliba D, Jones M et al., *Overview of significant changes in the Minimum Data Set for nursing homes version* 3.0, Journal of the American Medical Directors Association, 2012, 13(7).

[75] Imai H & Fushimi K. *Factors associated with the use of institutional long-term care in Japan*, Geriatrics & Gerontology International, 2012, 12(1).

[76] Murakawa H, Yasumura K, *Reforms of elderly long-term care insurance system in Germany and Japan—focused on the development of community services for the elderly with consulting and support functions*, Journal of Social Policy and Social Work, 2011(3).

[77] Waidmann T, Liu K, *Disability trends among the elderly and implication for the future*, Gerontol B Psychol Sci Soc Sci, 2000(55).

[78] M. B. Mandel, *Modeling Effectiveness-Equity Trade-Offs in Public Service Delivery Systems*, Management Science, 1991, 37(4).

3. 电子文献

[1]《中国统计年鉴》,载国家统计局官网,https://www.stats.gov.cn/sj/ndsj/。

[2]国家医保局办公室、民政部办公厅:《关于印发〈长期护理失能等级评估标准(试行)〉的通知》,载 http://www.nhsa.gov.cn/art/2021/8/3/art_37_5692.html。

[3]《中国养老机构床位数达 493.7 万　千名老年拥 24.4 张》,载人民网,http://politics.people.com.cn/n/2014/0721/c70731-25311806.html。

[4]王震、中国社会科学院经济研究所:《剖析:我国长期照护服务的真实现状》,载搜狐网,https://www.sohu.com/a/256318581_439958。

[5]北大法宝法律数据库,https://www.pkulaw.com/。

[6]《绩效》,载百度百科,https://baike.baidu.com/item/绩效/2219888。

[7]《关于全面推进新时代民政标准化工作的意见》,载中国政府网,http://www.gov.cn/zhengce/zhengceku/2022-07/21/content_5701938.htm。

[8]《标准的定义》，载 MBA 智库百科，https://wiki. mbalib. com/wiki/标准。

[9]中华人民共和国国家发展和改革委员会:《国家标准化发展纲要》，载 https://www. ndrc. gov. cn/fggz/fzzlgh/gjjzxgh/202112/t20211201 _ 1306575. html? code = &state = 123。

[10]《瑞典政府采购体制基本情况》，载商务部官网，http://se. mofcom. gov. cn/sys/print. shtml? /ztdy/201410/20141000772716。

[11]国家卫健委:《2035 年左右 60 岁及以上老年人口将破 4 亿　占比将超 30%》，载央视网，https://m. gmw. cn/baijia/2022 - 09/20/1303147818. html。

[12]《第四次中国城乡老年人生活状况抽样调查成果发布》，载蚂蚁文库，https://www. mayiwenku. com/p - 12498118. html。

[13]《认识把握人口形势带来的机遇与挑战》，载学习强国，https://www. xuexi. cn/lgpage/detail/index. html? id = 16805368122322351080。

[14]王小婷:《我国失能老人超 4200 万，大约每 6 位老人中有 1 位无法自理》，载当代先锋网，http://www. ddcpc. cn/news/202105/t20210510_5307547. shtml。

[15]韦晓宁、陈鑫:《4500 万失能老人，上亿家庭的照护需求，怎么办?》，载腾讯健康网，http://www. cnzhilian. com/jiankang/2022 - 09 - 06/603295. html。

[16]《我国养老护理员仅占 8%　国家卫健委:要把护理员这支队伍建立起来》，载央视网，https://m. news. cctv. com/2021/05/12/ARTI9q6df7xTQ3qCVDiUdFI3210512. shtml。

[17]成都市人民政府、成都市医疗保障局等:《关于印发〈成都市长期护理保险实施细则〉的通知》，载 http://gk. chengdu. gov. cn/govInfo/detail. action? id = 140249&tn = 6。

[18]成都市医疗保障局、成都市财政局:《关于城乡居民长期护理保险支付标准有关事项的通知》，载 http://gk. chengdu. gov. cn/govInfo/detail. action? id = 143168&tn = 6。

[19]成都市人民政府:《关于开展新一轮长期护理保险改革的实施意见》,载 http://gk.chengdu.gov.cn/govInfo/detail.action? id=143151&tn=6。

[20]重庆市医疗保障局、重庆市财政局:《关于扩大长期护理保险制度试点的实施意见》,载 https://ylbzj.cq.gov.cn/zwgk_535/fdzdgknr/lzyj/xzgfxwj/202112/t20211206_10083561.html。

[21]重庆市医疗保障局办公室:《关于印发重庆市长期护理保险服务项目和标准暂行办法的通知》,载重庆市人民政府网,https://ylbzj.cq.gov.cn/zwgk_535/zfxxgkml/zcwj_291934/qtwj222/202112/t20211206_10085503.html。

[22]青岛市人民政府:《关于印发青岛市长期护理保险办法的通知》,载青岛政务网,http://www.qingdao.gov.cn/zwgk/xxgk/ybj/gkml/gwfg/202103/t20210330_3034215.shtml。

[23]《青岛西海岸新区护理网+评估+护理服务》,载青岛西海岸新区政务网,http://www.xihaian.gov.cn/ztzl/yhyshj/zbzl/brphcx/alzs/202111/t20211125_3868779.shtml。

[24]晋城市人民政府:《关于建立长期护理保险制度的实施意见》,载晋城市人民政府官网,http://xxgk.jcgov.gov.cn/jcsrmzf/zc/jszf/202012/t20201230_1327927.shtml。

[25]《国家卫生健康委:15 省份开展老年人失能失智预防干预试点》,载央视网,http://m.china.com.cn/appshare/doc_1_3_2104823.html。

[26]《关于印发"十四五"健康老龄化规划的通知》,载中国政府网,http://www.gov.cn/zhengce/zhengceku/2022-03/01/content_5676342.htm。

[27]《关于全面加强老年健康服务工作的通知》,载中国政府网,http://www.gov.cn/zhengce/zhengceku/2022-01/18/content_5669095.htm。

[28]《关于加强新时代老龄工作的意见》,载中国政府网,http://www.gov.cn/xinwen/2021-11/24/content_5653181.htm。

[29]成都市人民政府:《关于印发成都市长期照护保险制度试点方案的通知》,载 https://cdhrss.chengdu.gov.cn/cdrsj/c109727/2017-04/26/content_b54edd3df1b746bd8f434c397de7f1ab.shtml。

[30]《社区养老渐行渐近　选择居家养老的老人占总体 97%》,载央广网 2019 年 11 月 2 日,https://baijiahao. baidu. com/s? id = 1649048641476244466&wfr = spider&for = pc。

附　　录

附件一:CLASS 原始数据交叉分析

表 1　今后您打算主要在哪里养老 * 受访者居住的地区类型概括性交叉分析

内容	受访者居住的地区类型					总计
	市/县城的中心城区	市/县城的边缘城区	市/县城的城乡接合部	市/县城区以外的镇	农村	
自己家	2386	740	438	288	3379	7231
子女家	574	165	83	61	820	1703
社区的日托站或托老所	189	30	47	40	133	439
养老院	244	35	44	15	118	456
还没想好	416	131	59	48	407	1061
其他(请注明)	1	0	0	0	0	1
无法回答	118	61	24	35	269	507
总计	3928	1162	695	487	5126	11,398

表 2　过程性数据处理

已创建输出		10 – JAN – 2025 16:22:55
注解		
输入	活动数据集	数据集 3
	过滤器	<无>
	权重	<无>
	拆分文件	<无>
	工作数据文件中的行数	11,398
缺失值处理	对缺失的定义	将用户定义的缺失值视为缺失
	使用的个案数	每个表的统计都基于每个表中所有符合以下条件的个案:对于所有变量,都具有指定范围内的有效数据
语法	CROSSTABS /TABLES = D5 BY Q5a /FORMAT = AVALUE TABLES /CELLS = COUNT ROW COLUMN TOTAL /COUNT ROUND CELL	
资源	处理程序时间	00:00:00.37
	耗用时间	00:00:01.00
	请求的维	2
	可用单元格	524,245

表 3　过程性数据处理

内容	有效		个案缺失		总计	
	N	百分比	N	百分比	N	百分比
今后您打算主要在哪里养老 * 受访者居住的地区类型	11,398	100.0%	0	0.0%	11,398	100.0%

表4　今后您打算主要在哪里养老＊受访者居住的地区类型详细性交叉分析

内容			受访者居住的地区类型					合计
			市/县城的中心城区	市/县城的边缘城区	市/县城的城乡接合部	市/县城区以外的镇	农村	
今后您打算主要在哪里养老	自已家	计数	2386	740	438	288	3379	7231
		占今后您打算主要在哪里养老的百分比	33.0%	10.2%	6.1%	4.0%	46.7%	100.0%
		占受访者居住的地区类型的百分比	60.7%	63.7%	63.0%	59.1%	65.9%	63.4%
		占总计的百分比	20.9%	6.5%	3.8%	2.5%	29.6%	63.4%
	子女家	计数	574	165	83	61	820	1703
		占今后您打算主要在哪里养老的百分比	33.7%	9.7%	4.9%	3.6%	48.2%	100.0%
		占受访者居住的地区类型的百分比	14.6%	14.2%	11.9%	12.5%	16.0%	14.9%
		占总计的百分比	5.0%	1.4%	0.7%	0.5%	7.2%	14.9%

续表

内容			受访者居住的地区类型					合计
			市/县城的中心城区	市/县城的边缘城区	市/县城的城乡接合部	市/县城区以外的镇	农村	
今后您打算主要在哪里养老	社区的日托站或托老所	计数	189	30	47	40	133	439
		占今后您打算主要在哪里养老的百分比	43.1%	6.8%	10.7%	9.1%	30.3%	100.0%
		占受访者居住的地区类型的百分比	4.8%	2.6%	6.8%	8.2%	2.6%	3.9%
		占总计的百分比	1.7%	0.3%	0.4%	0.4%	1.2%	3.9%
	养老院	计数	244	35	44	15	118	456
		占今后您打算主要在哪里养老的百分比	53.5%	7.7%	9.6%	3.3%	25.9%	100.0%
		占受访者居住的地区类型的百分比	6.2%	3.0%	6.3%	3.1%	2.3%	4.0%
		占总计的百分比	2.1%	0.3%	0.4%	0.1%	1.0%	4.0%

续表

内容			受访者居住的地区类型					合计
			市/县城的中心城区	市/县城的边缘城区	市/县城的城乡接合部	市/县城区以外的镇	农村	
今后您打算主要在哪里养老	还没想好	计数	416	131	59	48	407	1061
		占今后您打算主要在哪里养老的百分比	39.2%	12.3%	5.6%	4.5%	38.4%	100.0%
		占受访者居住的地区类型的百分比	10.6%	11.3%	8.5%	9.9%	7.9%	9.3%
		占总计的百分比	3.6%	1.1%	0.5%	0.4%	3.6%	9.3%
	其他（请注明）	计数	1	0	0	0	0	1
		占今后您打算主要在哪里养老的百分比	100.0%	0.0%	0.0%	0.0%	0.0%	100.0%
		占受访者居住的地区类型的百分比	0.0%	0.0%	0.0%	0.0%	0.0%	0.0%
		占总计的百分比	0.0%	0.0%	0.0%	0.0%	0.0%	0.0%

续表

内容			受访者居住的地区类型					合计
			市/县城的中心城区	市/县城的边缘城区	市/县城的城乡接合部	市/县城区以外的镇	农村	
今后您打算主要在哪里养老	无法回答	计数	118	61	24	35	269	507
		占今后您打算主要在哪里养老的百分比	23.3%	12.0%	4.7%	6.9%	53.1%	100.0%
		占受访者居住的地区类型的百分比	3.0%	5.2%	3.5%	7.2%	5.2%	4.4%
		占总计的百分比	1.0%	0.5%	0.2%	0.3%	2.4%	4.4%
总计		计数	3928	1162	695	487	5126	11,398
		占今后您打算主要在哪里养老的百分比	34.5%	10.2%	6.1%	4.3%	45.0%	100.0%
		占受访者居住的地区类型的百分比	100.0%	100.0%	100.0%	100.0%	100.0%	100.0%
		占总计的百分比	34.5%	10.2%	6.1%	4.3%	45.0%	100.0%

附件二:老年长期照护服务需求评估问卷

尊敬的被访者:您好!我们是“老年长期照护服务标准化研究”课题组,为研究老年长期照护服务现状,需要了解失能(失智)老人长期照护服务需求(可以由亲友代填)。本次匿名调查结果只用于学术研究,您的信息将受到严格保密。希望您能抽出几分钟时间填写这份问卷,感谢您的支持与配合!

第一部分　这部分是了解您的基本情况

1. 您的性别[单选题] *

○A. 男

○B. 女

2. 您的年龄[单选题] *

○A. 60—65 岁

○B. 65—70 岁

○C. 70—75 岁

○D. 80 岁以上

3. 您的婚姻状况[单选题] *

○A. 未婚

○B. 已婚

○C. 离异

○D. 丧偶

4. 您的受教育程度[单选题] *

○A. 初中(含以下)高中职高中专

○B. 大专

○C. 本科及以上

5. 您的月收入[单选题] *

○A. 无

○B. 1000 元以下

○C. 1000— 4000 元

○D. 4000 元以上

6. 主要经济来源[多选题] *

□A. 退休工资

□B. 子女提供

□C. 个人储蓄

□D. 亲友资助

□E. 政府救济养老保险金

□F. 其他收益(如:房屋租金等)

7. 您的居住状态是[单选题] *

○A. 与老伴、子女同住

○B. 与老伴同住

○C. 与子女同住

○D. 独居与亲戚同住

8. 请问您享有何种医疗保障[单选题] *

○A. 城镇职工医疗保险

○B. 城镇居民医疗保险

○C. 公费医疗

○D. 商业医疗保险

○E. 无任何医疗保障

第二部分　这部分是了解您的身体状况及日常生活能力

9. 您有何种慢性病[多选题] *

☐A. 心脑血管疾病

☐B. 糖尿病

☐C. 高血压

☐D. 呼吸系统疾病

☐E. 残疾

☐F. 白内障

☐G. 其他____________________

10. 您现在这种身体状态已经持续多长时间[单选题] *

○A. 1 年以内

○B. 1—5 年

○C. 5—10 年

○D. 10 年以上

11. 吃饭、穿衣、上下床、上厕所、室内走动、洗澡六项指标,1—2 项做不了为轻度失能,3—4 项做不了为中度失能,5—6 项做不了为重度失能,您是( )失能[单选题] *

○轻度

○中度

○重度

第三部分　这部分是了解您的照护服务现状

12. 您的日常生活费用每月开支[单选题] *

○A. 100—500 元

○B. 500—800 元

○C. 800—1000 元

○D. 1000 元以上

13. 您的最大生活支出是[单选题] *

○A. 医药支出

○B. 雇用保姆或家政服务

○C. 日常生活费用

○D. 其他

14. 超出您自身负担能力的支出由谁提供[单选题]*

○A. 子女

○B. 配偶

○C. 亲戚

○D. 国家或社会资助

15. 通常由谁来照料您的生活[单选题]*

○A. 子女

○B. 配偶

○C. 保姆/护工

○D. 亲戚

○E. 无人照料

○F. 其他

16. 您是否享受或利用社区为您提供的服务[单选题]*

○A. 是

○B. 否

17. 您所在的社区开展的老年照护服务有[多选题]*

□A. 上门生活照顾

□B. 送餐服务

□C. 上门康复护理

□D. 日间照料

□E. 陪聊

□F. 替老人购物

□G. 无

18. 在什么地方接受的照顾或护理[单选题]*

○A. 家里

○B. 社区

○C. 养老院

○D. 其他

19. 您对现在的照护服务满意吗[单选题] *

○A. 满意

○B. 比较满意

○C. 不满意

20. 如果您对服务不满意,那原因是什么[多选题] *

□A. 服务费用高

□B. 服务人员不专业

□C. 服务项目少

□D. 服务环境不好

□E. 社交娱乐活动少

□F. 其他

21. 您感觉生活中面临的最大的困难是[多选题] *

□A. 经济困难

□B. 身体疾患

□C. 无聊空虚寂寞

□D. 生活无人照料

□E. 个人价值实现困难

□F. 其他

第四部分　这部分是了解您的照护服务意愿和需求

22. 在“目前”的状态下,您希望接受什么样的照护服务[单选题] *

○A. 没有必要

○B. 居家服务

○C. 社区服务

○D. 机构服务

23. 如果您认为没有必要,是因为[单选题] *

○A. 您很健康,没有必要他人照护

○B. 您虽然不太健康,但护理者能够充分地照护您

○C. 不希望家庭以外的其他人照顾

○D. 接受任何服务,在经济上都难以承担

○E. 不相信所提供的服务质量

24. 您认为根据您现在的收入状况,对现在或者未来发生的护理费用[单选题] *

○A. 很难支付

○B. 勉强能够支付

○C. 完全可以支付

25. 如果需要长期照护,您希望由谁来照顾[单选题] *

○A. 护士

○B. 养老护理员

○C. 家人

○D. 保姆

○E. 志愿者

26. 您目前的长期照护服务需求有哪些[多选题] *

□A. 日常生活照料

□B. 医疗服务

□C. 物资帮助

□D. 心理慰藉服务

□E. 社会交往服务

□F. 满足自我实现服务

□G. 其他

27. 您对目前照护服务在日常生活照料方面的满意程度[单选题] *

○非常满意

○满意

○一般

○不满意

○非常不满意

28. 您对目前照护服务在基础医疗方面的满意程度[单选题] *

○非常满意

○满意

○一般

○不满意

○非常不满意

29. 您对目前照护服务在基础医疗服务方面的满意程度[单选题] *

○非常满意

○满意

○一般

○不满意

○非常不满意

30. 您对目前照护服务在心理慰藉方面的满意程度[单选题] *

○非常满意

○满意

○一般

○不满意

○非常不满意

31. 您对目前照护服务在社会交往方面的满意程度[单选题] *

○非常满意

○满意

○一般

○不满意

○非常不满意

32. 您对目前照护服务在满足自我实现方面的满意程度[单选题] *

○非常满意

○满意

○一般

○不满意

○非常不满意

33. 您在老年长期照护方面,还有什么需求,或者对于之后的老年长期照护服务的优化,您有什么好的建议? [填空题]

____

附件三:老年长期照护服务绩效评估问卷

尊敬的女士/先生:您好,我是“老年长期照护服务标准化研究”课题组,为研究老年长期照护服务现状,需要了解失能(失智)老人对相关服务内容的看法和建议(可以由亲友代填),本次匿名调查结果只用于学术研究,您的信息将受到严格的保密,希望您能抽出1—2分钟的时间填写这份问卷,感谢您的支持与配合。

1. 您接受的长期照护服务类型是[单选题] *

○居家社区养老服务(含上门服务)

○入住机构养老服务

2. 您在接受长期照护服务过程中对服务的投诉次数是[单选题] *

○0次

○1—3次

○4—6次

○7—9次

○10次以上

3. (机构照护)您在接受长期照护过程中对服务的投诉次数[单选题] *

○0次

○1—3次

○4—6次

○7—9次

○10次上

4. 您会在继续选择现在的照护服务的可能性有多大[单选题] *

○100%

○80%

○60%

○40%

○20%

5.（机构照护）您会选择现在的照护服务的可能性有多大［单选题］*

○100%

○80%

○60%

○40%

○20%

6.如果他人需要，您向他推荐您现在的照护服务的可能性有多大［单选题］*

○100%

○80%

○60%

○40%

○20%

7.（机构照护）如果他人有需要，您向他人推荐您现在的照护服务的可能性有多大［单选题］*

○100%

○80%

○60%

○40%

○20%

8.您接受过的服务有［多选题］*

□非治疗性照护（例如：用药指导、特殊皮肤护理、吸氧照护等）

□功能维护（例如：关节活动、翻身训练、生活及运动功能维护等）

□风险防范（例如：保护性行动指导、防止跌倒/坠床、防止噎食/误吸等）

□生活照料(例如:理发、全身清洁、修剪指甲等)

□感觉、认知、精神慰藉(例如,指导人物辨认、保持环境稳定、交谈陪护、安抚情绪等)

9.(机构照护)您接受过的服务有[多选题]*

□非治疗性照护(例如:用药指导、特殊皮肤护理、吸氧照护等)

□功能维护(例如:关节活动、翻身训练、生活及运动功能维护等)

□风险防范(例如:保护性行动指导、防止跌倒/坠床、防止噎食/误吸等)

□生活照料(例如:理发、全身清洁、修剪指甲等)

□感觉、认知、精神慰藉(例如,指导人物辨认、保持环境稳定、交谈陪护、安抚情绪等)

10.您对于所接受的非治疗性照护服务(用药指导、特殊皮肤护理、吸氧照护等)的满意程度[单选题]*

○非常满意

○满意

○一般/不清楚

○不满意

11.(机构照护)您对于所接受的非治疗性照护服务(用药指导、特殊皮肤护理、吸氧照护等)的满意程度[单选题]*

○非常满意

○满意

○一般/不清楚

○不满意

12.您对于所接受的功能维护服务(关节活动、翻身训练、生活及运动功能维护等)的满意程度[单选题]*

○非常满意

○满意

○一般/不清楚

○不满意

○非常不满意

13.（机构照护）您对于所接受的功能维护服务（关节活动、翻身训练、生活及运动功能维护等）的满意程度[单选题] *

○非常满意

○满意

○一般/不清楚

○不满意

○非常不满意

14. 您对于所接受的风险防范服务（保护性行动指导、防止跌倒/坠床、防止噎食/误吸等）的满意程度[单选题] *

○非常满意

○满意

○一般/不清楚

○不满意

○非常不满意

15.（机构照护）您对于所接受的风险防范服务（保护性行动指导、防止跌倒/坠床、防止噎食/误吸等）的满意程度[单选题] *

○非常满意

○满意

○一般/不清楚

○不满意

○非常不满意

16. 您对于所接受的生活照料服务（理发、全身清洁、修剪指甲等）的满意程度[单选题] *

○非常满意

○满意

○一般/不清楚

○不满意

○非常不满意

17.(机构照护)您对于所接受的生活照料服务(理发、全身清洁、修剪指甲等)的满意程度[单选题] *

○非常满意

○满意

○一般/不清楚

○不满意

○非常不满意

18.您对于所接受的感觉、认知、精神慰藉服务(指导人物辨认、保持环境稳定、交谈陪护、安抚情绪等)的满意程度[单选题] *

○非常满意

○满意

○一般/不清楚

○不满意

○非常不满意

19.(机构照护)您对于所接受的感觉、认知、精神慰藉服务(指导人物辨认、保持环境稳定、交谈陪护、安抚情绪等)的满意程度[单选题] *

○非常满意

○满意

○一般/不清楚

○不满意

○非常不满意

20.您对于社区/上门照护居住环境的卫生状况的满意程度[单选题] *

○非常满意

○满意

○一般/不清楚

○不满意

○非常不满意

21.（机构照护）您对于机构照护居住环境的卫生状况的满意程度［单选题］*

○非常满意

○满意

○一般/不清楚

○不满意

○非常不满意

22. 您对于社区/上门照护居住环境的治安状况的满意程度［单选题］*

○非常满意

○满意

○一般/不清楚

○不满意

○非常不满意

23.（机构照护）您对于机构照护居住环境的治安状况的满意程度［单选题］*

○非常满意

○满意

○一般/不清楚

○不满意

○非常不满意

24. 您是否购买了长期照护保险（以下简称“长护险”）［单选题］*

○是

○否

25.（机构照护）您是否购买了长护险［单选题］*

○是

○否

26. 您享受以下哪种政府援助或补贴［多选题］*

□经济困难老人养老服务补贴

☐失能老年人护理补贴

☐高龄老年人津贴

☐其他补贴 ____________________

☐没有享受任何补贴

27.(机构照护)您享受以下哪种政府援助或补贴[多选题]*

☐经济困难老人养老服务补贴

☐失能老年人护理补贴

☐高龄老年人津贴

☐其他补贴____________________

☐没有享受任何补贴

28.根据上一题,您享有几种政府援助或补贴[单选题]*

○4 种以上

○3 种

○2 种

○1 种

○0 种

29.(机构照护)根据上一题,您享有几种政府援助或补贴[单选题]*

○4 种以上

○3 种

○2 种

○1 种

○0 种

30.您的失能程度经专业机构认定,属于以下哪种类型[单选题]*

○中度失能二级

○中度失能三级

○重度失能一级

○重度失能二级

○重度失能三级

31.(机构照护)您的失能程度经专业机构认定,属于以下哪种类型[单选题]*

○中度失能二级

○中度失能三级

○重度失能一级

○重度失能二级

○重度失能三级

32.您所了解的长护险,针对居家社区照护中度失能的待遇标准是[单选题]*

○1200元/(月·人)以上

○1199—900元/(月·人)

○899—600元/(月·人)

○599—300元/(月·人)

○299—100元/(月·人)

33.(机构照护)您所了解的长护险,针对入住机构照护中度失能的待遇标准是[单选题]*

○1500元/(月·人)以上

○1499—1200元/(月·人)

○1199—900元/(月·人)

○899—600元/(月·人)

○599元/(月·人)以下

34.您所了解的长护险,针对居家社区照护重度失能的待遇标准是[单选题]*

○1800元/(月·人)以上

○1799—1500元/(月·人)

○1499—1300元/(月·人)

○1299—1000元/(月·人)

○999元/(月·人)以下

35.(机构照护)您所了解的长护险,针对入住机构照护重度失能的待遇标准是[单选题] *

○2500 元/(月 · 人)以上

○2499—2000 元/(月 · 人)

○1999—1500 元/(月 · 人)

○1499—1000 元/(月 · 人)

○999 元/(月 · 人)以下

36.您认为当地长护险的相关文件对补贴标准和参保对象等内容的明确程度如何[单选题] *

○非常明确(内容明确度 90%以上)

○比较明确(内容明确度 80%)

○基本明确(内容明确度 60%)

○不太清楚(内容明确度 40%)

○不明确(内容明确度 10%以下)

37.(机构照护)您认为当地长护险的相关文件对补贴标准和参保对象等内容的明确程度如何[单选题] *

○非常明确(内容明确度 90%以上)

○比较明确(内容明确度 80%)

○基本明确(内容明确度 60%)

○不太清楚(内容明确度 40%)

○不明确(内容明确度 10%以下)

38.自本地长护险试点以来,你认为长护险补贴的增长幅度有[单选题] *

○20%以上

○19%—15%

○14%—10%

○9%—5%

○4%以下

39.(机构照护)自试点以来,您认为长护险补贴的增长幅度有[单选题] *

○20% 以上

○19% —15%

○14% —10%

○9% —5%

○4% 以下

40. 您认为长期照护服务还有哪些地方可以改进[多选题] *

□提高医护人员的专业技术

□改善护理人员的服务态度

□增加相关补贴,提高待遇标准,降低保险费用

□目前可选择的服务项目较少,希望增加项目类别

□其他____________________

41. (机构照护)您认为长期照护服务还有哪些地方可以改进[多选题] *

□提高医护人员的专业技术

□改善护理人员的服务态度

□增加相关补贴,提高待遇标准,降低保险费用

□机构质量良莠不齐,需要完善投诉监管机制

□目前可选择的服务项目较少,希望增加项目类别

□目前当地可选择的照护机构较少,希望增加照护机构的数量和类型

□其他____________________

后　　记

本书是笔者主持的国家社会科学基金一般项目“我国失能老人权益保障困境与治理研究”(批准号:20BRK032)的阶段性研究成果。

通常认为社会治理是一项复杂的非线性工程,标准化供给是推动社会治理进程的一项重要举措,标准化供给降低了治理主体间的互动成本,从而能够明显提高社会治理效率。《国家标准化发展纲要》提出推进基本公共服务标准化建设,实施基本公共服务标准体系建设工程,到 2025 年,实现标准供给由政府主导向政府与市场并重转变。民政部和市场监管总局联合发布的《关于全面推进新时代民政标准化工作的意见》提出了民政标准化的目标,该目标分为两个阶段。第一阶段到 2025 年,要建设基本覆盖、科学合理、统一协调的民政标准体系,在供给机构、质量水平、实施方面等都提出更高的要求。第二阶段到 2035 年,民政标准体系要更加健全,具有民政特色的标准化工作机制更加完善,民政标准化在推进国家治理体系和治理能力现代化中的积极作用显著增强。我国正处于经济由高速增长向高质量发展迈进的重要阶段,也是老年长期照护服务转型升级的重要时期。老年长期照护服务标准化供给是社会治理现代化进程中标准化体系构建的重要一环,也是社会治理能力现代化的重要标志。

本书是笔者对老年长期照护服务标准化问题的一些思考。全书共分为五个部分:第一部分通过问卷调研、深度访谈及案例分析明确长期照护服务的绩效评估现状及供给问题;第二部分界定长期照护服务绩效评估及“护养”“医养”标准化供给的内涵,厘清二者之间的关系;第三部分构建长期照护服务标准化体系,包括需求评估标准体系、过程控制标准体系和绩效评估标准体系三方面;第四部分在充分考虑试点城市的地理位置、试点批次和经济发展水平等差异的基础上，选取成都市、重庆市、青岛市、晋城市作为典型试点城市进行调研，研究样本涉及东、中、西部地区的城市，新一线城市和四线城市，一、二批次试点城市，通过政策分析并建立模糊综合评价模型，计算各级指标最终的综合评价值，检验长期照护服务标准化水平并分析其影响因素；第五部分探寻社会共治模式下长期照护服务标准化建设的动态最优策略，为统筹长期照护领域国家标准、行业标准、团体标准、地方标准协调发展提出对策建议。

本书由陈珊（西华大学教授）总体策划、编写大纲、最后统稿。具体写作分工如下：陈珊撰写文献综述、第一部分、第二部分、第三部分中的“一、域外老年长期照护服务标准化运作的实践”与“二、新时代背景下各国老年长期照护服务实践对我国的影响以及启示”、第五部分、附录及后记。陈珊、贺皓月（西华大学研究生）合写第三部分中的“三、基于平衡计分卡的老年长期照护服务绩效评估框架的构建”与“四、构建老年长期照护服务标准化供给体系”，陈珊、张书佩（西华大学研究生）合写第四部分。感谢胡苏萍、张红艳、李亚宁、柏颖洁等西华大学研究生协助参与调研、收集和整理资料。

感谢西华大学法学与社会学学院院长张邦铺教授指导，并为拙著作序。感谢单位领导和同事的关心与帮助；感谢亲人们多年来的默默支持。

笔者在写作期间，曾赴四川省成都市、德阳市、什邡市开展专题调研，在实地考察中获取的资料为本书提供了实践材料，感谢相关部门的大力支持。

感谢法律出版社的鼎力支持以及编辑许睿老师为本书出版付出的辛勤劳动。

由于时间和水平有限，对某些问题的研究还有待进一步深入，恳请各界人士评判指正。

陈　珊

2025 年 3 月